国家卫生健康委员会"十三五"规划教材

全国高等职业教育配套教材

供医学影像技术专业用

介入放射学基础实训与学习指导

主　编　潘小平　卢　川

副主编　赵振华　汪立明

编　者（以姓氏笔画为序）

石　磊（乌海市人民医院）

卢　川 ［山东第一医科大学(山东省医学科学院)］

汪立明（山东省公共卫生临床中心）

宋　剑（山东医学高等专科学校）

张进荣（山西省汾阳医院）

赵振华（绍兴市人民医院）

潘小平（内蒙古自治区国际蒙医医院）

人民卫生出版社

·北京·

版权所有，侵权必究！

图书在版编目（CIP）数据

介入放射学基础实训与学习指导/潘小平，卢川主编. —北京：人民卫生出版社，2022.5

ISBN 978-7-117-33013-8

Ⅰ.①介…　Ⅱ.①潘…②卢…　Ⅲ.①介入性放射学-医学院校-教学参考资料　Ⅳ.①R81

中国版本图书馆 CIP 数据核字（2022）第 049947 号

人卫智网	www.ipmph.com	医学教育、学术、考试、健康，购书智慧智能综合服务平台
人卫官网	www.pmph.com	人卫官方资讯发布平台

介入放射学基础实训与学习指导

Jieru Fangshexue Jichu Shixun yu Xuexi Zhidao

主　　编：潘小平　卢　川

出版发行：人民卫生出版社（中继线 010-59780011）

地　　址：北京市朝阳区潘家园南里 19 号

邮　　编：100021

E - mail：pmph @ pmph. com

购书热线：010-59787592　010-59787584　010-65264830

印　　刷：人卫印务（北京）有限公司

经　　销：新华书店

开　　本：787×1092　1/16　印张：9

字　　数：242 千字

版　　次：2022 年 5 月第 1 版

印　　次：2022 年 5 月第 1 次印刷

标准书号：ISBN 978-7-117-33013-8

定　　价：35.00 元

打击盗版举报电话：010-59787491　E-mail：WQ @ pmph. com

质量问题联系电话：010-59787234　E-mail：zhiliang @ pmph. com

数字融合服务电话：4001118166　　E-mail：zengzhi @ pmph. com

前　言

　　本书是全国高等职业教育医学影像技术专业教材《介入放射学基础(第 3 版)》的配套教材。编写以《介入放射学基础(第 3 版)》内容为主体,介入诊疗技术为重点,注重职业教育学生特点和内容与职业岗位需求对接。

　　本书提炼了《介入放射学基础(第 3 版)》的基本理论和基本技能,突出理论联系实践,既注重《介入放射学基础(第 3 版)》的重点和难点分析、对操作步骤的掌握,又穿插了相关知识点及习题,边学边练,以点带面,以面成体。

　　全书内容共分两部分。第一部分为实训指导,选择临床常见操作进行实训,书写的内容侧重基本技能(即实际操作),让学生了解各种介入器材、数字减影血管造影实物图片等,以便在工作中熟练的操作,解决实际工作中的问题。第二部分为学习指导,包括学习目标、重点与难点、习题(如名词解释、填空题、选择题、简答题、论述题)、参考答案,内容与《介入放射学基础(第 3 版)》紧密结合。习题形式多种,目的是通过不同类型的题型帮助学生掌握各章节中的重点与难点,提高分析能力。习题后附有答案,可以帮助学生在充分学习《介入放射学基础(第 3 版)》的基础上认真思考、完成习题;也可以进行测试,以检验自己掌握知识的深度。其中,部分简答题、论述题的参考答案在重点与难点中涉及,故略去。选择题中,A1 型题是单句型最佳选择题,简明扼要的提出问题,考察对单一知识点掌握情况;A2 型题是病例摘要型最佳选择题,叙述一段简要病例,考察学生的分析判断能力;A4 型题是病历串型最佳选择题,以叙述一个临床情景,拟出 4~6 个相互独立的问题,考察学生的临床综合能力;X 型题是多项选择题,备选答案中有 2~4 个正确答案。

　　全书内容与临床结合紧密,部分内容使用了临床常用单位。本书关于导管的直径单位使用了 French(F/Fr),导丝的直径单位使用 inch(in),穿刺针的直径单位使用了 Gauge(G/Ga)。之所以这样使用单位是因为临床上都已经习惯使用,包括各种器材、使用说明。需要特别说明,这些单位相应换算($1F \approx 0.33mm$,$1in \approx 25.40mm$,$1G \approx 7.38mm$,但并非简单相乘关系)。除此之外,本书中的临床常用单位,给出其国际单位换算的还有 $1psi \approx 6.895kPa$ 等。

特别感谢本配套教材前一版主编杜耀明教授给予的悉心指导,感谢所有参与本教材编写的同仁在本书编写过程中付出的艰辛劳动。

由于编者水平所限,本书难免有所纰漏,恳请读者予以批评指正。

潘小平 卢 川

2022 年 3 月

目 录

实训一　介入放射学常用器材

【实训目的】

认识介入放射学常用器材。

【实训方法】

如外科医生做手术需要手术刀、剪子、镊子等工具一样,做介入手术也要有其特有的器材或者工具。介入放射学使用的器材种类繁多,介入医生也必须熟练掌握这些器材的性能和使用。介入放射学常用的基本器材:

一、穿刺针

常用的穿刺针包括血管穿刺针、活检针和治疗针等(图 1-1、图 1-2 和图 1-3)。

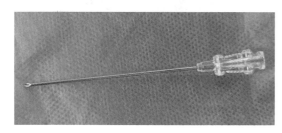

图 1-1　血管穿刺针

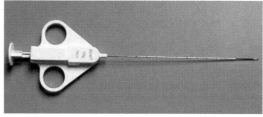

图 1-2　活检针

二、导管

导管包括造影导管、引流导管和球囊导管(图 1-4、图 1-5 和图 1-6)。

三、导丝

导丝是引导导管前进的丝,包括超滑导丝(图 1-7)、超硬导丝、超长导丝。

四、支架

支架按支架的表面处理情况分为裸支架、覆膜支架和支架移植物;按支架展开方式分为自膨式和球扩式支架(图 1-8、图 1-9、图 1-10 和图 1-11)。

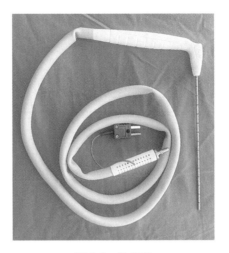

图1-3 治疗针

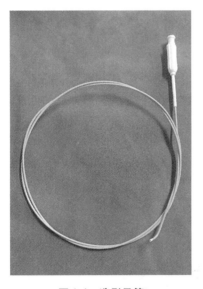

图1-4 造影导管

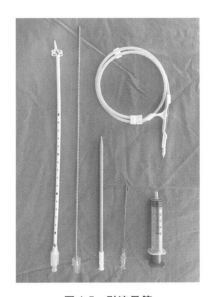

图1-5 引流导管

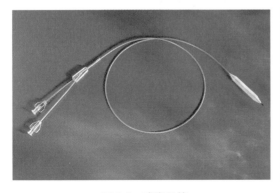

图1-6 球囊导管

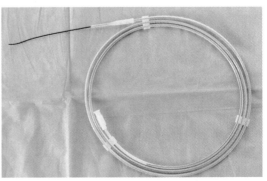

图1-7 超滑导丝

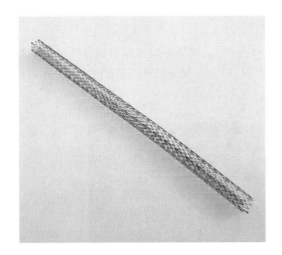

图 1-8 裸支架

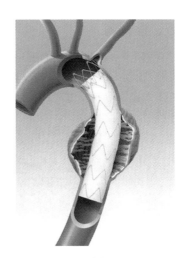

图 1-9 支架移植物

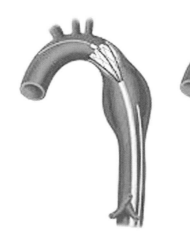

图 1-10 自膨式支架

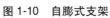
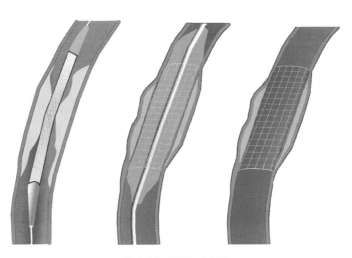

图 1-11 球扩式支架

五、导管鞘

导管鞘是一临时的人工通道(图1-12)。它由带反流阀的外鞘和能够通过导丝的中空内芯组成,用硅胶制成的反流阀在防止血液外逸的同时,可以反复通过相应口径的导管,从而避免导管反复出入血管造成管壁局部损伤。

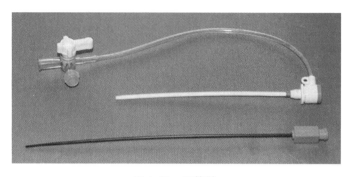

图1-12 导管鞘

(卢 川)

实训二 经皮穿刺胆管引流术

【实训目的】

掌握经皮穿刺胆管引流术的操作方法。

【实训方法】

1. 在皮肤做好穿刺点标记,消毒铺巾,穿刺点局部麻醉。局部麻醉深度达病变脏器的包膜。做皮肤小切口2~4mm,如引流管较粗,切口长度也相应增加,以略大于引流管外径为宜。穿刺针经切口向预定的引流中心穿刺。如随呼吸移动的穿刺通道,在进针时必须令患者浅吸气后屏气,以免穿刺针切割组织。进针达预定深度时,拔出针芯,经套针抽吸,如有引流液抽出(图2-1A),

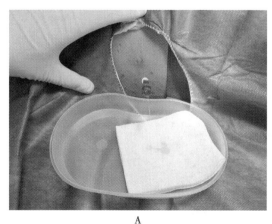
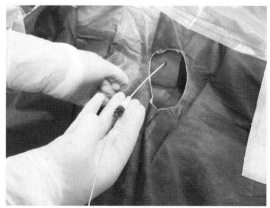

A   B

图2-1 PTCD 穿刺胆管
A. 细针穿刺成功,胆汁流出;B. 引入细导丝。

取少许作细胞培养和/或生化检测。套针进入引流区后,引入导丝,退出套针(图 2-1B)。

    2. 在导丝引导下引入扩张管(图 2-2A),最后置入引流管(图 2-2B)。

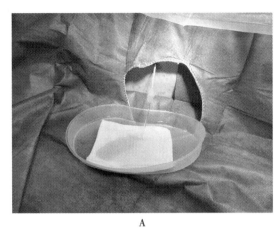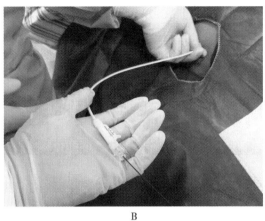

A   B

图 2-2   PTCD 置入引流管
A. 引入扩张管;B. 置入引流管。

    3. 退出导丝,经引流管抽吸积液,造影证实引流管的侧孔段全部在引流区(图 2-3)。

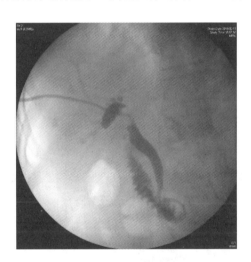

图 2-3   引流管造影

    4. 在体表缝扎或用固定盘固定引流管(图 2-4A),接上引流袋(图 2-4B)。术毕。

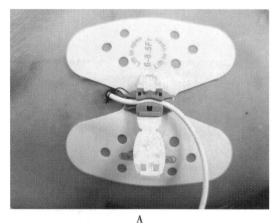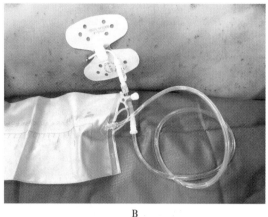

A   B

图 2-4 PTCD 固定引流管
A.固定盘固定引流管;B.接上引流袋。

（宋 剑）

实训三 经导管动脉栓塞术

【实训目的】

掌握经导管动脉栓塞术的操作方法。

【实训方法】

1. 建立血管通道 常规准备,局部麻醉下采用 Seldinger 技术(经皮穿刺技术)穿刺右侧股动脉成功后(图 3-1),送入导管(图 3-2)。

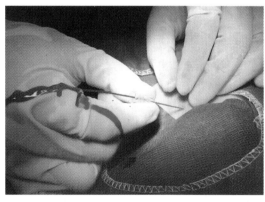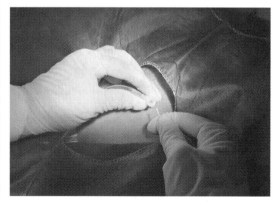

图 3-1 穿刺右侧股动脉   图 3-2 引入导管

2. 血管造影诊断 先行非选择性血管造影,再行选择性血管造影(图 3-3)。
3. 选择栓塞材料 常见疾病的栓塞材料为肝癌选用碘油(图 3-4),颅内动脉瘤选用弹簧圈,脑动静脉畸形选用 α-氰基丙烯酸正丁醋(n-BCA),出血选用明胶海绵等。
4. 释放栓塞材料 栓塞材料经导管注入靶血管的过程是完成栓塞术的关键步骤,过程中术

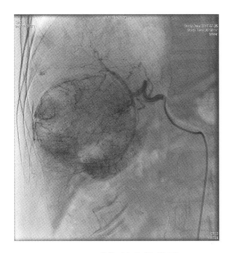

图 3-3 选择性血管造影

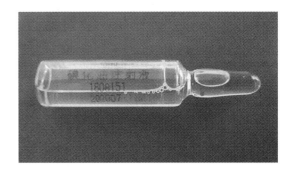

图 3-4 选择栓塞材料:肝癌栓塞常用的碘油

者始终注视动态影像,以控制栓塞剂的准确释放。

5. 栓塞程度的监测和控制 栓塞完毕后要再造影,观察栓塞效果(图 3-5)。

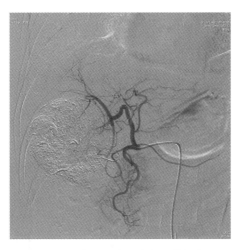

图 3-5 栓塞后造影肿瘤血管闭塞

6. 如果造影显示栓塞效果满意,则拔管、穿刺点加压包扎,术毕。

(宋 剑)

实训四 食管支架植入术

【实训目的】

掌握食管支架植入术的操作方法。

【实训方法】

1. 患者取合适体位,仰卧位或侧卧位,头后仰,放置开口器。插入导丝与单弯导管,退出导丝,经管注入对比剂(图 4-1),观察对比剂流向,找到通道,导丝配合下使导管通过狭窄处,造影确定导管进入胃内后置换球囊导管进行扩张。

2. 交换超硬软头导丝,送入支架输送装置,待其准确定位后释放支架(图4-2)。

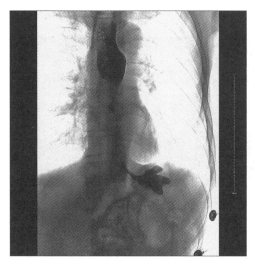

图 4-1 食管造影

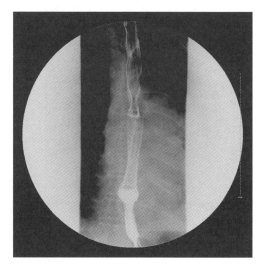

图 4-2 释放支架后造影

（宋 剑）

实训五 ^{125}I 放射性粒子植入术

【实训目的】

认识^{125}I 粒子植入术常用器材。

【实训方法】

1. 放射性粒子实物图(图5-1)。
2. 放疗计划系统(TPS)外观(图5-2)。

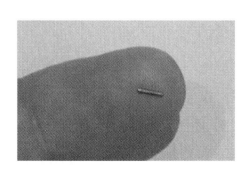

图 5-1 ^{125}I 放射性粒子

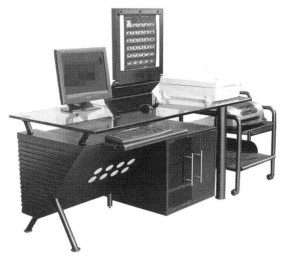

图 5-2 放疗计划系统

3. 将患者影像学检查的图像资料输入 TPS,计算并提供治疗计划(图 5-3)。

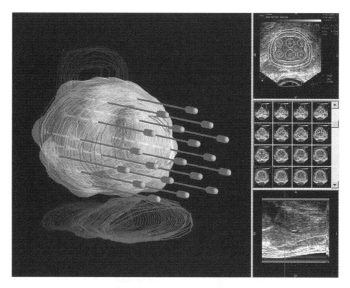

图 5-3 图像资料输入 TPS

4. 将放射性粒子装入植入器内(图 5-4)。
5. 确认无误后,使用导针依次将粒子种植于肿瘤各个部分(图 5-5)。

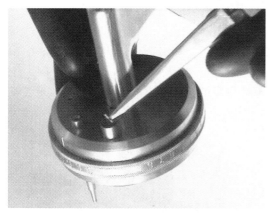

图 5-4 ^{125}I 放射性粒子装入植入器内

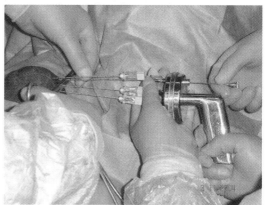

图 5-5 ^{125}I 放射性粒子植入肿瘤内

(潘小平)

实训六 脑血管造影术

【实训目的】

掌握脑血管造影术的操作方法。

【实训方法】

（一）术前准备

1. 一般准备同常规血管造影。

2. 加压灌注管路的准备

（1）排气：先关闭输液器调节阀，待输液器小壶内进入一半以上液体时，缓慢打开调节阀，防止气泡进入小壶以远的管道。

（2）加压：排气完成后可通过气囊向加压袋加压，压力指示标志到达红色标线时停止（图6-1）。

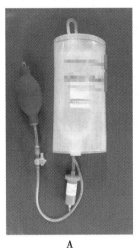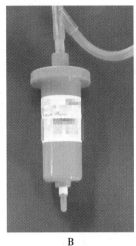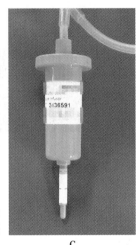

A   B   C

图6-1 加压注射袋使用方法
A.加压注射袋；B.压力指示器未加压；C.压力指示器加压后。

3. 高压注射器的准备 高压注射器内吸入100ml造影剂，连接高压延长管，并排气，排气前应敲击连接部位防止附壁气泡残留，排气时接头部位应抬高，确定造影剂充满延长管并无气泡残留后，压低接头部（如有未发现的气泡，可停留在造影剂容器底部，造影注射时不易进入导管内）。

4. Y形阀的准备 Y形阀侧口连接三通（可并行连接两个三通），加压灌注管路常规与三通水平接口连接，连接后应缓慢排气，使盐水充满整个装置，敲击接口部位防止气泡残留。高压延长管一般与三通垂直接口连接，连接时两头均应充满液体（半月-半月技术），防止气泡进入（图6-2）。

（二）操作步骤

1. 连接造影导管 打开灌注前，将造影导管尾部与Y形阀头端连接，过程中注意防止附壁气泡残留。将导丝经Y形阀尾部送入，但不伸出导管头端，锁紧导丝备用（图6-3）。

2. 主动脉弓造影 猪尾管（pigtail）头端进入血管鞘后，随即送入导丝，导丝伸出猪尾管头端，透视下

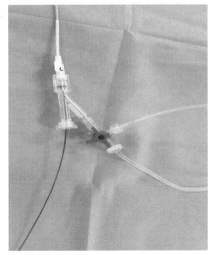

图6-2 Y形阀侧口连接三通

导丝与猪尾管同时推进,导丝头端停留于升主动脉内(注意不能进入心腔)。沿导丝送入猪尾管至升主动脉与主动脉弓移行部,退出导丝。设置高压注射器参数,打开三通开关使导管与高压注射器连通。正位或左前斜位造影。造影完毕打开三通时高压灌注管路与导管连通,沿导丝退出猪尾管(图 6-4)。

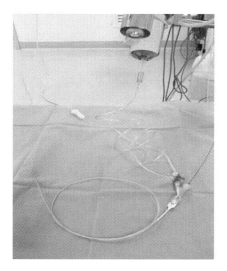

图 6-3 造影导管连接 Y 形阀

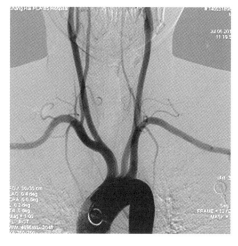

图 6-4 主动脉弓造影
图显示头臂干动脉、左侧颈总动脉、左侧锁骨下动脉,椎动脉起自锁骨下动脉。

3. 主动脉弓上血管造影(正常分支) Y 形阀连接单弯导管,透视下导丝与单弯导管同时推进,导丝头端停留于升主动脉内(注意不能进入心腔)。沿导丝送入单弯导管至升主动脉与主动脉弓移行部。回收导丝头端进入导管内,旋转并后撤导管,可见导管头端弹入血管内,缓慢推进导丝进入目标血管,确认后,沿导丝送入导管。将导丝退至 Y 形阀内,打开三通开关使导管与高压注射器连通。行正位+汤氏位,侧位数字减影血管造影(DSA)。主动脉弓造影:15ml/s,总量20ml,压力 600psi;颈内动脉造影,正侧位 + 汤氏位,4ml/s,总量 8ml,压力 300psi。1psi ≈ 6.895kPa。正常脑血管造影见图 6-5。

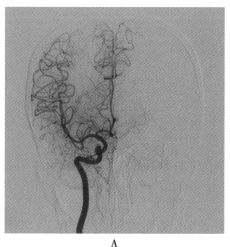

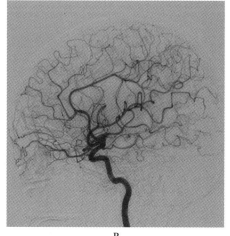

A

B

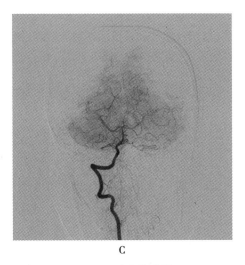

C

图 6-5 脑血管造影

A. 右侧颈内动脉正位的动脉期;B. 颈内动脉侧位的动脉期;C. 右侧椎动脉汤氏位的动脉期。

（赵振华）

实训七　颅内动脉瘤血管内介入治疗

【实训目的】

了解脑动脉瘤血管内介入栓塞术的操作方法。

【实训方法】

（一）术前准备

术前影像学检查了解病变位置、大小,计算机体层摄影血管造影（CTA）是脑动脉瘤血管内介入栓塞术前评估的重要手段（图 7-1）。术前 12～24h 静脉滴注或口服脑血管选择性钙离子通道拮抗剂,如尼莫地平等,以防止脑血管痉挛的发生。

（二）操作步骤

1. 全身麻醉、全身肝素化。

2. 全脑血管造影和选择性脑血管造影　脑血管造影确认颅内动脉瘤的数量、部位、大小、瘤颈特点及确定破裂出血的罪犯动脉瘤。三维 DSA 有利于确定动脉瘤与载瘤动脉及周围血管的关系,并确定最佳工作位（图 7-2）。

3. 进入导引导管于右侧颈内动脉,并连接加压滴注管路,找到工作位。

4. 微导丝配合微导管进入动脉瘤腔,操作时尽可能避免微导管头端或微导丝尖端与动脉瘤壁接触,以防止动脉瘤破裂。

5. 放置并解脱微弹簧圈,根据动脉瘤情况选择合适的弹簧圈,对于宽颈动脉瘤可采用支架或球囊辅助栓塞以及腔内隔绝等技术。每次弹簧圈解脱前造影确认有无影响载瘤动脉通畅（图 7-3）。

6. 栓塞完成后复查造影确认动脉瘤致密栓塞,导管鞘拔除,血管闭合器闭合血管或压迫止血,沙袋压迫,术后返回病房。

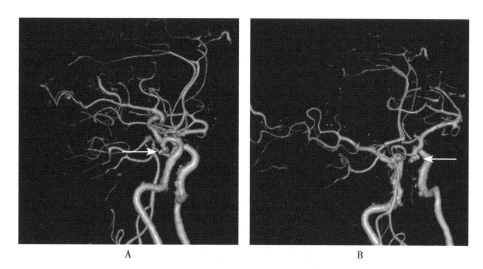

图 7-1 CTA 显示动脉瘤

A. CTA 侧位显示右侧后交通动脉动脉瘤;B. CTA 斜位显示右侧后交通动脉动脉瘤瘤颈、瘤体大小及载瘤动脉情况。

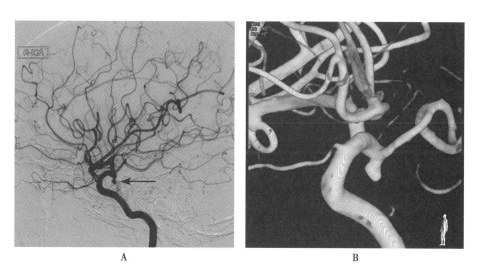

图 7-2 DSA 显示动脉瘤

A. 颈内动脉侧位 DSA 造影显示右侧后交通动脉动脉瘤,箭头示动脉瘤;B. DSA 三维成像显示右侧后交通动脉动脉瘤及载瘤动脉情况。

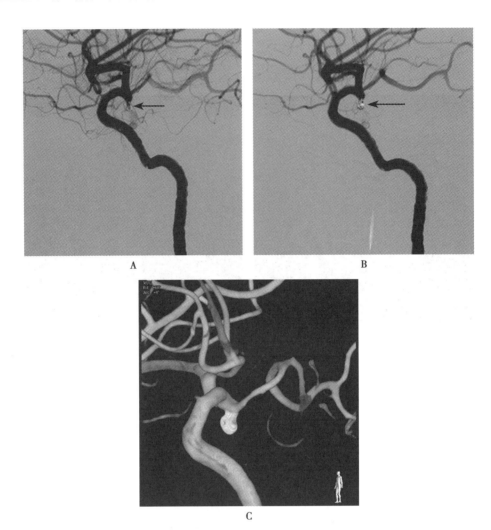

图7-3 弹簧圈填塞动脉瘤过程

A. 右侧后交通动脉动脉瘤首个弹簧圈成篮,箭头显示动脉瘤有显影;B. 右侧后交通动脉动脉瘤末的弹簧圈栓塞后,箭头显示动脉瘤无显影;C. 栓塞后三维DSA显示右侧后交通动脉动脉瘤致密栓塞。

(赵振华)

实训八　颈动脉狭窄的介入治疗

【实训目的】

了解颈内动脉支架植入术的操作方法。

【实训方法】

（一）术前准备

术前影像学检查了解病变部位、大小,磁共振成像(MRI)、CTA是评估颈内动脉病变的常用方法(图8-1)。特殊器械准备主要包括脑保护伞、球囊导管、血管支架(自膨支架或球囊扩张支架)等。

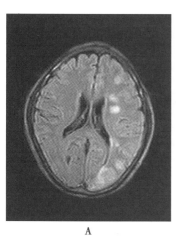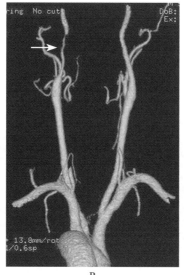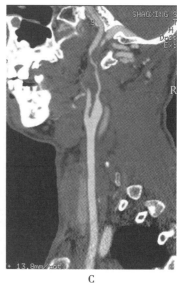

A   B   C

图 8-1　影像学显示颈动脉狭窄

A. 头颅 MRI 示左侧大脑半球多发脑梗死；B. 颈动脉 CTA（三维容积重建），箭头显示左侧颈内动脉颈段重度狭窄；C. 颈动脉 CTA（曲面重组）显示左侧颈内动脉狭窄段。

（二）操作步骤

1. 全身肝素化、必要时全身麻醉。

2. 全脑血管造影及选择性颈动脉造影　明确病变血管部位、长度、狭窄程度、斑块情况等。

3. 释放保护伞　在路途显示下、通过微导丝引导，将保护装置（保护伞）小心通过动脉狭窄段，到达狭窄血管远端后释放保护伞（图 8-2）。

4. 动脉狭窄球囊预扩　沿保护装置微导丝将预扩球囊置于血管狭窄处，根据球囊工作压要求，充盈球囊扩张狭窄段。

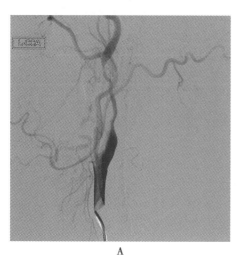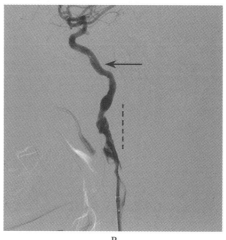

A   B

图 8-2　血管造影显示颈动脉狭窄

A. 左侧颈内动脉近段重度狭窄；B. 左侧颈内动脉岩段保护伞释放（箭头），虚线处显示颈内动脉狭窄区域。

5. 支架的选择与释放　根据正常血管选择的预扩球囊尺寸来决定支架的尺寸,选择支架时还要考虑颈内动脉和颈总动脉的直径。在导丝的引导下送入支架,定位准确后释放支架。

6. 球囊后扩与血栓保护装置回收　根据支架(自膨支架)扩张情况决定是否需要进行球囊后扩。如造影复查确认支架扩张满意、无血管夹层等并发症,可通过远端保护伞回收装置,回收保护伞(图 8-3)。

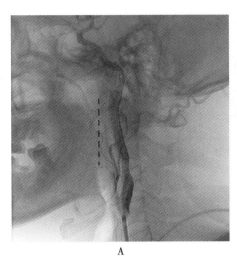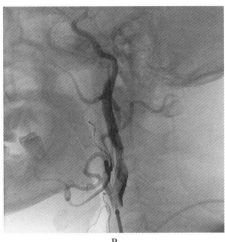

A

B

图 8-3　颈动脉狭窄植入支架

A. 左侧颈内动脉近段重度狭窄支架植入术后(无减影),虚线表示支架长度;B. 造影显示狭窄段通畅(无减影)。

7. 撤出导丝后,行颈动脉和颅内血管完整造影检查,术后复查可选择颈动脉 CTA 或 DSA(图 8-4)。

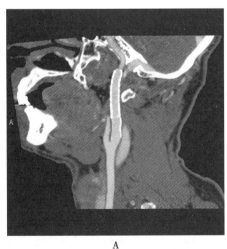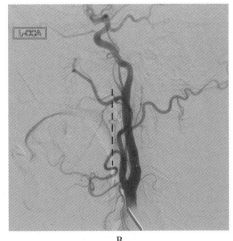

A

B

图 8-4　颈动脉狭窄植入支架后影像学复查

A. 左侧颈内动脉支架植入术后 CTA,颈内动脉支架通畅;B. 左侧颈内动脉支架植入术后 DSA 显示支架通畅,虚线表示支架长度。

(赵振华)

实训九 急性缺血性脑卒中血管内介入治疗

【实训目的】

了解颅内动脉机械取栓术的操作方法。

【实训方法】

（一）术前准备

术前影像学检查了解病变部位、范围。CT平扫、CTA及计算机体层灌注（CTP）是评估脑卒中病变最常用方法（图9-1）。特殊器械药品准备主要包括微导管和微导丝、机械取栓支架、重组组织型纤溶酶原激活物（rtPA）、尿激酶、鱼精蛋白等。

（二）操作步骤

1. 全身麻醉或局部麻醉、全身肝素化。

2. 全脑血管造影　包括病变血管及可能提供代偿血管的造影，评估病变闭塞情况、侧支循环代偿及操作路径（图9-2）。

3. 微导丝、微导管通过血栓　在DSA路途显示下，微导丝配合微导管穿通血栓到达闭塞远端位置，用少量对比剂超选择性造影确认微导管的位置是否到位。

4. 引入取栓导管　用生理盐水冲洗微导管，将取栓支架装置通过微导管送至血栓远端。

5. 释放取栓支架　释放支架后造影评估支架位置及张开程度，支架释放后在血管内放置

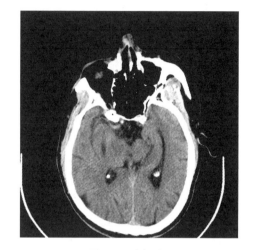

图 9-1 头颅 CT

头颅 CT 示脑实质无异常表现，右侧大脑中动脉密度增高，提示大脑中动脉栓塞。

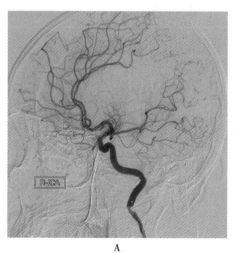

A

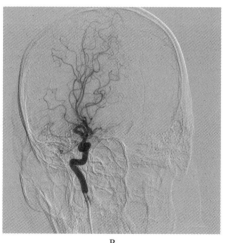

B

图 9-2 全脑血管造影

A.右颈内动脉 DSA 示右侧大脑中动脉闭塞；B.斜位 DSA 示右侧大脑中动脉闭塞。

5～10min,使支架在血栓内充分扩张。将充分张开的支架装置与微导管一起轻轻拉出,回退至导引导管后拉出体外(图9-3);其间,导引导管持续负压抽吸控制血流。

6. 复查造影 观察取栓效果(图9-4),如仍有血栓存在,可再次使用取栓支架通过微导管取栓。如遇病变血管反复闭塞或局部夹层,应停止支架取栓。

7. 如血管狭窄、闭塞持续存在可考虑进一步血管内支架植入与动脉溶栓。

8. 撤出各导管,手术结束,自然中和肝素、拔鞘、压迫器压迫穿刺点或血管闭合器闭合穿刺点。

9. 术后定期复查 可选择颅内动脉CTA或DSA复查(图9-5)。

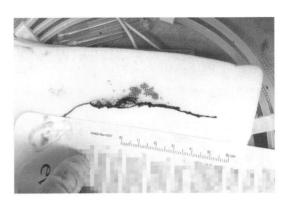

图9-3 取栓支架取出血栓

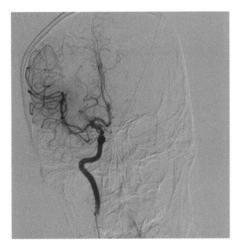

图9-4 取栓术后右侧大脑中动脉显示通畅、远端显影

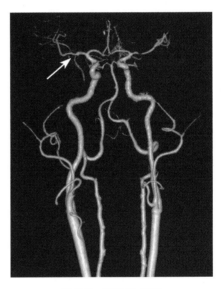

图9-5 颈动脉CTA

箭头显示右侧大脑中动脉通畅。

(赵振华)

实训十 冠状动脉造影术

【实训目的】

掌握冠状动脉造影各体位DSA正常表现。

【实训方法】

冠状动脉造影分为左冠状动脉造影和右冠状动脉造影。

(一)左冠状动脉造影投照体位

1. 左肩位 主要显示左主干(LM),左前降支(LAD)的中远段,对角支开口及近段,回旋支

（LCX）中远段（图 10-1）。

2. 正头位 主要显示左主干开口,左前降支中远段对角支(图 10-2)。

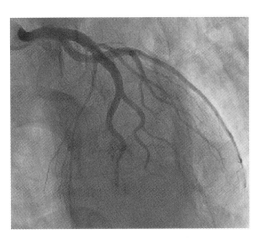

图 10-1 左冠状动脉左肩位

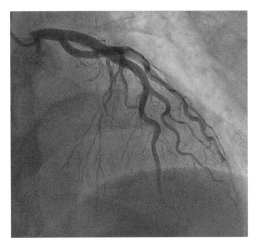

图 10-2 左冠状动脉正头位

3. 右肩位 主要显示前降支的中远段及间隔支,大回旋支的中远段(图 10-3)。

4. 肝位 主要显示左主干,前降支近段和回旋支及其分支(图 10-4)。

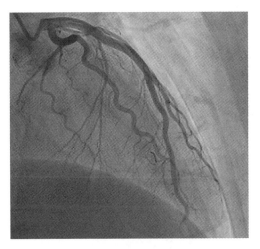

图 10-3 左冠状动脉右肩位

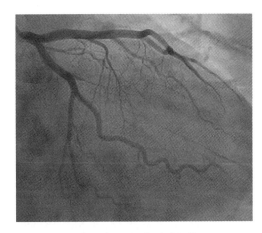

图 10-4 左冠状动脉肝位

5. 正足位 主要显示左主干,前降支近段,回旋支(图 10-5)。

6. 蜘蛛位 主要显示左主干,前三叉,前降支的近段及开口部,回旋支(图 10-6)。

（二）右冠状动脉造影投照体位

1. 左前斜 45° 最常用,可显示右冠状动脉近、中、远段,只是分叉后的血管重叠,不易区分(图 10-7)。

2. 正位+头 25° 主要显示右冠状动脉远段,后降支及后侧支及分支,特别是显示后三叉开口非常清楚(图 10-8)。

3. 右前斜 30° 主要显示右冠状动脉中段及其主要分支(图 10-9)。

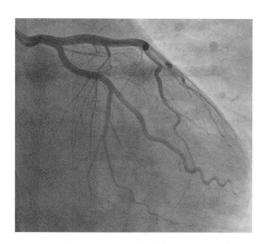

图 10-5 左冠状动脉正足位

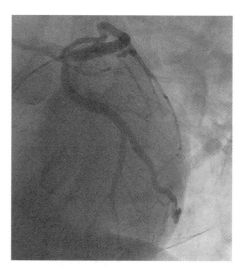

图 10-6 左冠状动脉蜘蛛位

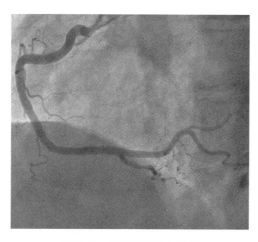

图 10-7 右冠状动脉左前斜

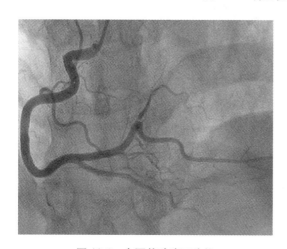

图 10-8 右冠状动脉正头位

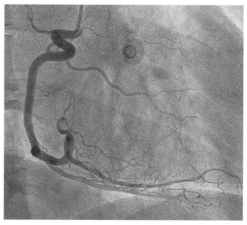

图 10-9 右冠状动脉右前斜

（石　磊）

实训十一　冠状动脉成形术及支架植入术

【实训目的】

熟悉冠状动脉成形术及支架植入术的操作步骤。

【实训方法】

1. 建立血管通道　局部麻醉下穿刺右侧桡动脉成功后,植入 6F 桡动脉穿刺鞘,拔除穿刺导丝及扩张鞘,鞘管内推注肝素盐水(图 11-1)。

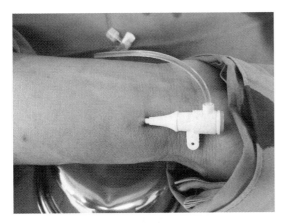

图 11-1　建立血管通道

2. 插入导引导管　保证导引导管与相应的冠状动脉同轴,并且保证足够的支撑力。导引导管到位后应用肝素 5 000~10 000U(125U/kg),达到全身肝素化,然后每小时追加原剂量的 30%,以保证活化凝血活酶时间在 300~400s(图 11-2)。

3. 插入导引导丝　导引导丝尖端应根据血管走向、血管直径及病变特点弯成适当角度,有利于进入血管并通过病变。在 X 线透视及压力监测下,仔细小心操控导引导丝,使之通过病变处,尽量到达病变血管的远端。一般非闭塞性病变或急性血栓性疾病可首选柔软导丝,对慢性闭塞性病变可试用中等硬度导丝或标准硬度导丝。若不成功,对有经验的术者可使用专门用于慢性闭塞性病变的尖端变锐的硬导丝。严重不规则狭窄及部分慢性完全闭塞病变可选用带亲水涂层的导丝(图 11-3)。

4. 送入球囊导管　沿导引导丝将球囊导管送至病变处,加压扩张 405 300~1 215 900Pa(4~

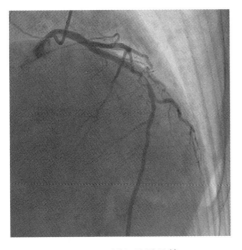

图 11-2　插入导引导管

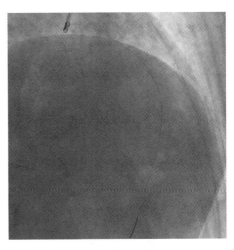

图 11-3　插入导引导丝

12atm)。这些球囊在给定压力下达到指定的直径(图11-4)。支架内再狭窄和小血管病变等不适合支架植入的患者可以选择药物球囊(在普通球囊表面经特殊工艺包被抗增殖药物,如雷帕霉素或紫杉醇等,扩张时抗增殖药物被释放到病变段,抑制血管内膜增生)。球囊扩张前、支架植入前和支架植入后可用硝酸甘油150~200μg冠状动脉内注射。

5. 植入支架 选择适合病变血管直径与病变长度的支架型号,沿导引导丝送入支架系统,采用不同角度确认支架近端、远端、覆盖范围与分支的关系等,迅速加压充盈球囊打开支架(图11-5)。一般支架植入应采取≥1 215 900Pa(12atm)的高压。支架后扩张,当扩张结果不满意时可换用较大直径短球囊,行支架内后扩张。血管内超声对支架植入的效果判断有重要的指导价值。

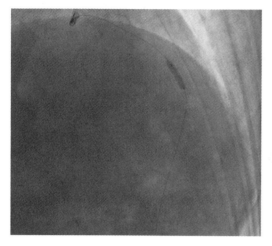

图11-4 送入球囊导管

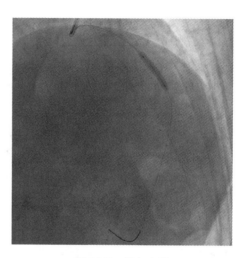

图11-5 植入支架

(石 磊)

实训十二 腹主动脉瘤腔内修复术

【实训目的】

掌握腹主动脉瘤腔内修复术操作步骤。

【实训方法】

(一)术前准备

1. 器材 血管切开器械包、穿刺针、导丝、导管鞘、猪尾标尺导管(图12-1)、球囊导管、血管支架(图12-2)、推送器等。

2. 对比剂 非离子型。

3. CTA或磁共振血管成像(MRA) 了解动脉瘤的大小、部位、范围及与毗邻血管的关系,制作匹配的内支架-移植物(图12-3)。

(二)操作步骤

1. 建立血管通道 切开皮肤皮下组织暴露并穿刺股动脉(图12-4),造影观察病变范围、大小及与肾动脉毗邻血管的关系(图12-5)。

2. 植入支架系统 切开股动脉植入血管鞘及支架推送器,进行内支架释放前定位(图12-6)。

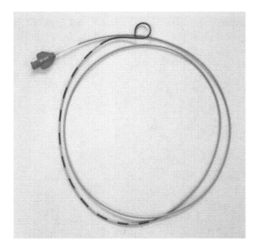

图 12-1 猪尾标尺导管

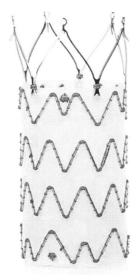

图 12-2 血管支架(大血管覆膜支架)

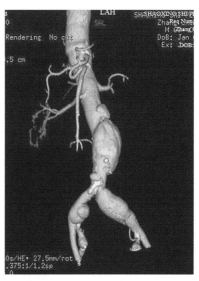

图 12-3 术前 CTA 了解动脉瘤情况

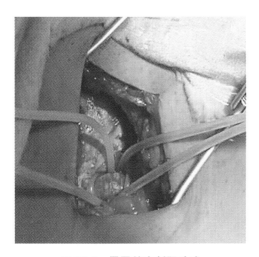

图 12-4 暴露并穿刺股动脉

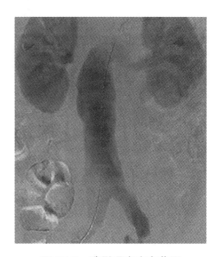

图 12-5 造影观察病变范围

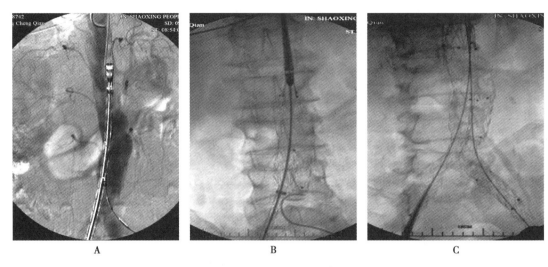

图 12-6 植入支架系统
A. 覆膜内支架定位;B. 腹主动脉覆膜支架释放;C. 左髂动脉覆膜支架释放。

3. 置放完毕,用球囊扩张内支架,将腹主动脉瘤排除在循环之外,然后重复造影,明确无对比剂渗漏至腹主动脉瘤囊后,便缝合股动脉结束操作。

4. 术后 应用抗凝药物,并定期随访复查,可用 CTA、MRA 或 DSA 进行复查(图 12-7)。

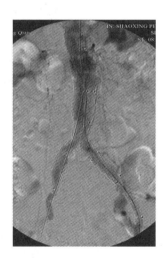

图 12-7 术后 DSA 复查

(宋　剑)

实训十三　下肢动脉硬化闭塞症血管成形术

【实训目的】

掌握下肢动脉硬化闭塞症血管成形术操作步骤。

【实训方法】

（一）术前准备

1. 器材　穿刺针、0.035in 交换导丝或超硬导丝（髂动脉、股动脉、腘动脉狭窄性病变）、0.018in 交换导丝、0.014in 交换导丝（膝下血管狭窄性病变）、单弯导管、Diver 导管（膝下血管）、导管鞘（如对侧股动脉通路需准备翻山长鞘）、猪尾管、血管球囊扩张管（图 13-1）、球囊加压泵、单弯导管［或眼镜蛇（Cobra）导管、Yashiro 导管等］、支架植入器（图 13-2）、血管覆膜支架（或裸支架）（图 13-3）。导丝外径临床上习惯用 in 表示，1in≈25.40mm。

2. 对比剂　非离子型。

3. 造影　腹主动脉下段造影：总量 20~25ml，速率 15~20ml/s；髂动脉造影：总量 15ml，速率 5~7ml/s；股动脉造影：总量 12ml，速率 5ml/s；腘动脉：总量 8ml，速率 4ml/s；胫前动脉、胫后动脉、腓动脉：总量 4~6ml，速率 2~3ml/s。

4. 评估　术前 CTA 或 MRA 了解下肢动脉情况（图 13-4）。

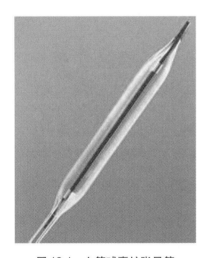

图 13-1　血管球囊扩张导管

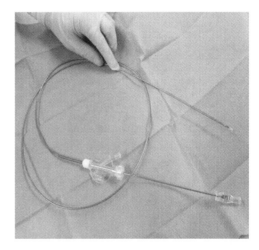

图 13-2　支架植入器

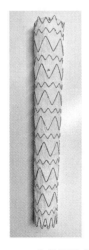

图 13-3　血管覆膜支架

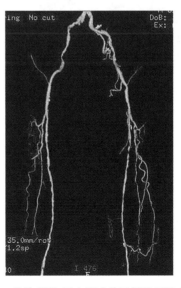

图 13-4　术前 CTA 示左股动脉局部明显狭窄、闭塞

（二）操作步骤

1. 建立血管通道　选择经股动脉顺行穿刺或对侧股动脉逆行穿刺跨越或翻山路径,插入动脉鞘管。

2. 靶血管造影　送入导管至靶血管。用非离子型对比剂行 DSA,显示股浅动脉狭窄闭塞（图 13-5）。

3. 扩张股浅动脉狭窄段　根据病变血管的直径及长度选择合适的球囊导管对病变进行扩张（图 13-6）。

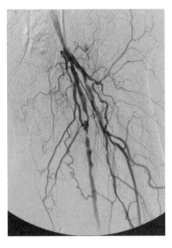

图 13-5　左股动脉 DSA

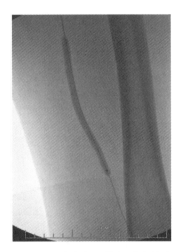

图 13-6　狭窄段血管行球囊扩张

4. 释放支架　根据病变血管直径及长度选择合适的支架,在透视监视下插入推送器,仔细调整准确定位释放支架（图 13-7）。

5. 血管造影复查　血管内支架释放后必须行血管造影复查,以了解支架的位置、张开情况及与血管壁贴合情况,如必要时可行球囊导管后扩,保证治疗效果（图 13-8）。

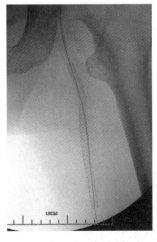

图 13-7　支架定位后释放

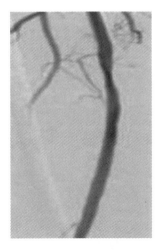

图 13-8　DSA 显示血管通畅

6. 随访　术后抗凝药物应用并定期随访复查,可用 CTA、MRA 或 DSA 进行复查。

（宋　剑）

实训十四　经导管肝动脉化疗栓塞术

【实训目的】

掌握经导管肝动脉化疗栓塞术的操作方法。

【实训方法】

（一）术前准备

介入器材：穿刺针、血管鞘、导丝、肝管（RH 导管）、Cobra 导管、微导管等（图 14-1）。

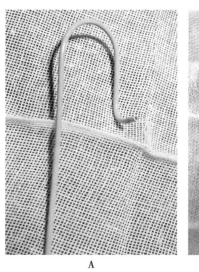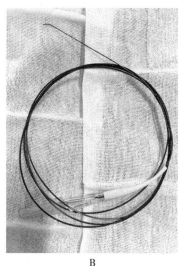

A
B

图 14-1　导管
A. RH 导管；B. 微导管。

（二）操作步骤

1. 造影方法　采用 Seldinger 技术，经股动脉穿刺插管，将导管头端分别置于腹腔干和肝总动脉造影做非选择性造影，对比剂腹腔干 5ml/s、总量 12ml。应根据肝动脉的粗细而定。

2. 正常的腹腔干 DSA 表现　腹腔干发出肝总动脉、胃左动脉和脾动脉；肝总动脉发出胃十二指肠动脉、肝固有动脉、肝左动脉、肝右动脉（图 14-2）。

3. 肝癌肝动脉 DSA 表现　供血动脉增粗迂曲；供血动脉末端发出新生紊乱的肿瘤血管（图 14-3）。

4. 化疗栓塞方法　把化疗药物与栓塞剂混合在一起，经导管注入肿瘤的供血动脉，从而达到肿

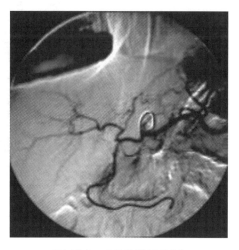

图 14-2　正常腹腔干 DSA

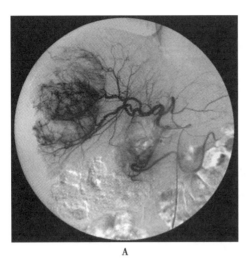
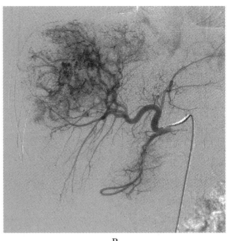

图 14-3 肝癌肝动脉 DSA
A. 肝癌血管迂曲增多;B. 肝癌 DSA 显示有新生血管。

瘤缺血坏死,"饿死肿瘤""药死肿瘤"的双重目的。最常用的栓塞剂是碘油乳剂、明胶海绵颗粒或药物洗脱微球;也可先灌注一部分化疗药物,一般灌注时间不应<20min。然后将另一部分化疗药物与碘油混合成乳剂进行栓塞。碘油用量一般为 5~20ml,不超过 30ml。在透视监视下,依据肿瘤区碘油沉积是否浓密、瘤周是否已出现门静脉小分支影为界限。在碘油乳剂栓塞后加用颗粒性栓塞剂(如聚乙烯醇栓塞微球 300~500μm、标准化明胶海绵颗粒、聚乙烯醇颗粒等)。栓塞时应尽量栓塞肿瘤的所有供养血管,以尽量使肿瘤去血管化;尽量避免栓塞剂反流栓塞正常肝组织或进入非靶器官。

5. 栓塞终点 当有造影剂滞留 3 个心动周期时,再行肝动脉造影,观察栓塞效果。栓塞成功后 DSA 表现为肿瘤血管消失(图 14-4),表明栓塞效果满意。拔管,穿刺点加压包扎。

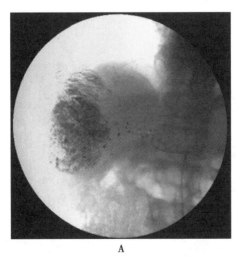
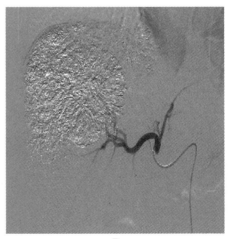

图 14-4 肝动脉栓塞术
A. 肝癌碘油栓塞后沉积;B. 再填入明胶海绵颗粒后造影,肿瘤血管消失。

(卢 川)

实训十五 经皮穿刺胸壁输液港置入术

【实训目的】

掌握影像引导经皮穿刺胸壁输液港置入术操作步骤。

【实训方法】

（一）术前准备

介入器材:完全植入式静脉给药装置套件(内含穿刺针、导丝、扩张管、撕开鞘、导管、港体等)、手术包等。

（二）操作步骤

1. 颈内静脉入路 在超声引导下,穿刺颈内静脉。静脉穿刺成功后置入导丝,透视下明确导丝进入上腔静脉,穿刺处做约5mm切口(图15-1)。

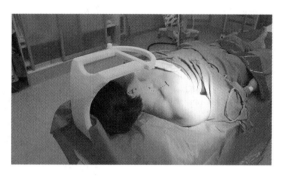

图 15-1 颈内静脉穿刺点

2. 同侧锁骨下2~3横指处切开皮肤(图15-2),钝性分离皮下组织,制作合适大小的囊袋,囊袋深度0.5~1cm,深度不宜超过胸大肌浅筋膜。

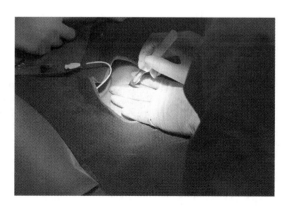

图 15-2 制作囊袋

3. 用皮下隧道针做皮下隧道(图15-3),连通港体皮囊处切口与颈内静脉穿刺切口,牵引导管通过皮下隧道。

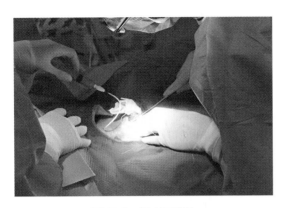

图 15-3 做皮下隧道

4. 经导丝引入可撕脱鞘(图 15-4)。

5. 经鞘引入导管(图 15-5)。

6. 透视下确定导管末端位于上腔静脉下段,不超过上腔静脉与右心房连接点(图 15-6)。依据透视准确判断预留的导管长度后用剪刀垂直剪断,根据装置产品说明书,仔细轻柔连接导管和港体。无损伤针刺入港体,回抽血液通畅,注入生理盐水证实无渗液。将港体放置于皮囊内,妥善固定,避免导管成角。无损伤针试穿港体,回抽血液通畅确认通路通畅,肝素水正压脉冲式封管。

7. 局部止血后依次缝合切口,再次消毒后无菌纱布覆盖,妥善固定蝶形无损伤针和敷料(图 15-7)。

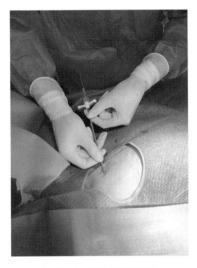

图 15-4 引入可撕脱鞘

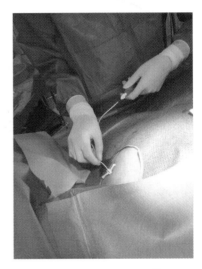

图 15-5 经鞘引入导管

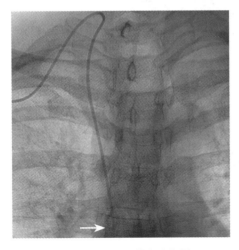

图 15-6 确定导管末端位置

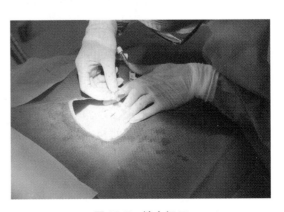

图 15-7 缝合切口

8. 留存输液港整体 X 线图像,确保导管无锐性折角(图 15-8)。

9. 锁骨下静脉入路　在超声引导下,或者根据体表定位穿刺锁骨下静脉。静脉穿刺成功后置入导丝,透视下明确导丝进入上腔静脉(图 15-9)。余下操作同颈内静脉入路。

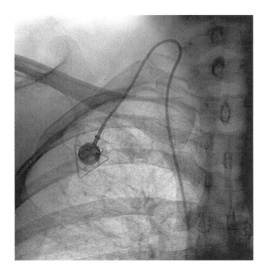

图 15-8　X 线图像证实导管无锐性折角

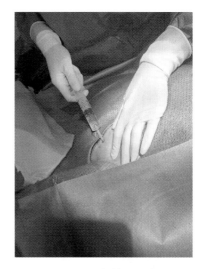

图 15-9　穿刺锁骨下静脉

（卢　川）

实训十六　大咯血的支气管动脉栓塞术

【实训目的】

掌握大咯血的支气管动脉栓塞术的操作方法。

【实训方法】

（一）术前准备

介入器材:穿刺针、血管鞘、超滑导丝、造影导管(如 C2、C3、MIK、RLG、SIM1、TIG 等不同形状的造影导管)、微导管、栓塞颗粒、栓塞微球、弹簧圈等(图 16-1)。

（二）操作步骤

1. 建立血管通道　采用 Seldinger 技术穿刺右侧股动脉成功后,送入血管鞘。锁骨下动脉分支有病理性改变且超选择性插管困难时,也可选择上肢动脉入路。CTA 和/或体动脉造影发现肺动脉假性动脉瘤者,需经股静脉穿刺插管,行肺动脉选择性及超选择性造影。

2. 造影　经血管鞘送入导丝,在导丝引导下,送入导管做支气管动脉造影。结合 CT 影像资料,将造影导管分别送至胸、腹主动脉及双侧锁骨下动脉行选择性体动脉造影。

3. 分析和判断出血的部位和原因　出血的直接征象是对比剂外溢,涂抹于肺组织或支气管腔内(图 16-2)。肺动脉假性动脉瘤显影亦为出血直接征象。间接征象包括支气管动脉等体动脉不同程度的扩张、扭曲及分支血管增多紊乱、瘤样扩张、体肺循环分流等。

4. 支气管动脉等体动脉栓塞　将导管固定于靶血管开口,送入微导管进行超选择性插管。

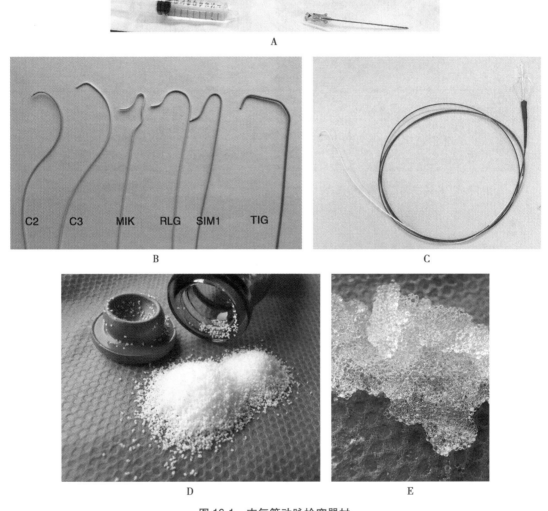

图 16-1 支气管动脉栓塞器材

A. 穿刺针及血管鞘;B. 各种形状的造影导管;C. 微导管;D. 聚乙烯醇(PVA)颗粒;E. 栓塞微球。

微导管头端越过脊髓动脉等危险分支,复查造影确认无危险分支血管显影,将配制好的混悬聚乙烯醇(PVA)颗粒缓慢注入,行靶血管末梢栓塞。栓塞剂注入速度以对比剂无反流为准,栓塞剂注入过程必须全程透视。栓塞终点为靶血管主干内对比剂滞留,对管径较粗的靶血管栓塞,可自远及近,逐渐增大栓塞剂颗粒直径。

5. 肺动脉分支栓塞 肺动脉分支栓塞材料主要为金属弹簧圈,特殊情况下需 n-BCA、覆膜支架等辅助栓塞。栓塞肺动脉假性动脉瘤所在肺动脉分支时,为减少心脏搏动对导管稳定性的影响,同时避免导管反复进出右心房、室诱发心律失常,可先置入血管长鞘或导引导管至主肺动脉。由于病变区域肺动脉造影存在低灌注现象,载瘤肺动脉分支超选择性插管需在 CTA 图像及体动脉造影图像引导下进行。载瘤肺动脉超选择性成功后,经导管推入弹簧圈,必要时以 n-BCA 栓塞瘤体。

6. 复查造影 确认靶血管全面栓塞成功(图 16-3)。拔管,穿刺点加压包扎。

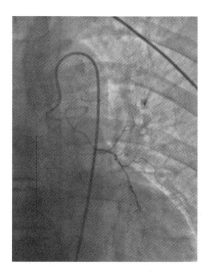

图 16-2 出血直接征象
对比剂外溢涂抹于支气管壁。

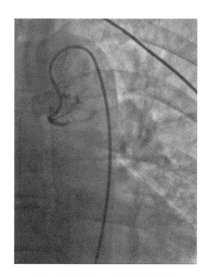

图 16-3 出血血管栓塞成功

(汪立明)

实训十七 肺栓塞经导管肺动脉溶栓术

【实训目的】

掌握肺栓塞经导管肺动脉溶栓术操作步骤。

【实训方法】

（一）术前准备

介入器材:穿刺针、血管鞘、超滑导丝、猪尾管、下腔静脉滤器;药物:尿激酶、rtPA 等溶栓药物。

（二）操作步骤

1. 建立血管通道 采用 Seldinger 技术穿刺右侧股静脉成功后,送入血管鞘。

2. 造影 导丝引导下,引入猪尾管,先行下腔静脉造影,排除下腔静脉血栓。如有下肢静脉血栓或者准备行下肢静脉溶栓时,应该先行下腔静脉滤器植入术。

然后将导丝经下腔静脉—右心房—右心室送入肺动脉,并经导丝引导将猪尾管至主肺动脉、左肺动脉和右肺动脉分别行肺动脉造影,以观察血管走行,进一步证实肺栓塞的范围、程度。导丝和导管通过心房以及心室时,操作要轻柔快速,注意观察心脏监护仪,发现心律失常时,及时调整器械。

选择性肺动脉造影为肺栓塞诊断的"金标准"。其敏感度约为98%,特异度为95%~98%。肺栓塞的直接征象有肺动脉内对比剂充盈缺损,伴或不伴轨道征的血流阻断(图17-1);间接征象有肺动脉内对比剂流动缓慢,局部低灌注,静脉回流延迟等。

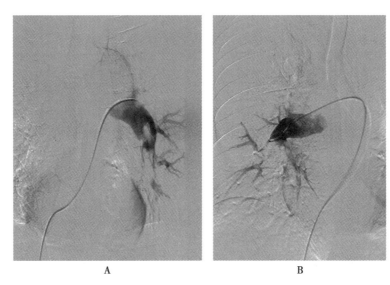

图 17-1 溶栓前肺动脉造影
A. 显示左肺动脉充盈缺损;B. 显示右肺动脉充盈缺损和血流阻断。

3. 导管机械碎栓 明确血栓部位后尽可能将导管穿过血栓,然后边撤导管边轻轻旋转,达到机械碎栓疏通血管的目的。

4. 溶栓 将猪尾管侧孔段或溶栓导管留置于血栓部位,经导管注射溶栓药物溶栓。常用方法:①200 000~400 000IU 尿激酶,静脉团注。②50mg rtPA,静脉团注。

5. 保留导管 术后患者保留导管回病房,经导管连接微量泵持续泵入尿激酶,剂量为200 000IU,q. 12h.;并检测凝血酶原时间,保持凝血酶原时间为正常高限的1.5~2.5倍。同时需每4~6h监测纤维蛋白原,如果纤维蛋白原水平低于初始值的30%~40%,则需停止或减少溶栓药物。

6. 术后评估 24h后复查造影,观察溶栓效果(图17-2)。如果效果满意,拔管,穿刺点加压包扎。

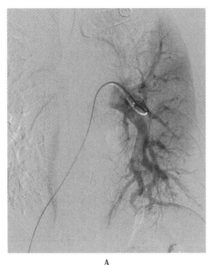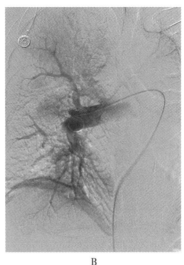

A B

图 17-2 溶栓后肺动脉造影
A.显示左肺动脉开放;B.显示右肺动脉部分开放。

(汪立明)

实训十八　超声引导下肝囊肿穿刺硬化治疗

【实训目的】

掌握超声引导下肝囊肿穿刺硬化治疗的操作方法。

【实训方法】

1. 选择合适体位,确定穿刺点　术前超声检查,选择离体表最近,又能避开血管和胆囊,有利于操作的部位为穿刺点,并测定进针的深度与角度(图 18-1)。

2. 麻醉与穿刺　手术区域皮肤常规消毒、铺无菌巾,探头套无菌探头保护套,再定位明确穿刺路径(图 18-2)。局部麻醉,超声引导下将穿刺套管针或经皮经肝胆管造影(PTC)穿刺针穿刺至囊肿内部(图 18-3),拔出针芯,囊液流出后,接三通或延长管,用注射器抽出囊液(图 18-4)。

3. 无水乙醇注射　抽尽囊液并计量,确定囊腔不与胆囊、胆管相通后,生理盐水冲洗囊腔,避免疼痛可先注入适量利多卡因,抽净,向囊内注入无水乙醇或其他硬化剂(图 18-5)。无水乙醇注入量为

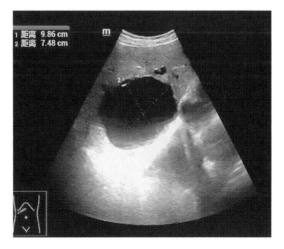

图 18-1 术前超声检查
术前超声显示肝囊肿大小 9.86cm×7.48cm,计算进针路径深度。

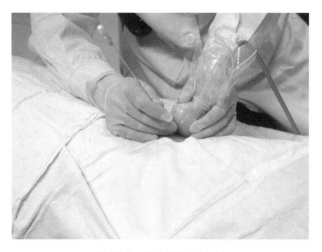

图 18-2　超声导引下穿刺

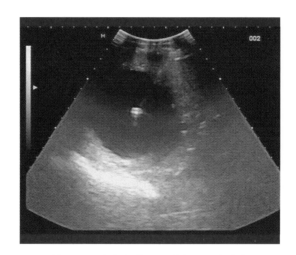

图 18-3　术中超声显示针尖位于囊肿内

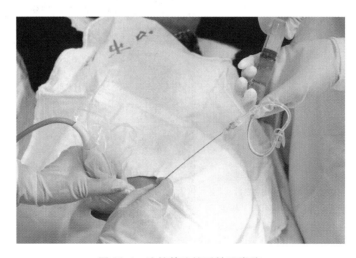

图 18-4　连接管连接后抽吸囊液

抽出囊液的 25%~50%。囊腔容量过大时,注入无水乙醇量不宜超过 200ml,避免一次注射量过多引起乙醇中毒。留置乙醇于囊内 3min 后再尽量抽净,重复此操作 3 次。

4. 术后 定期复查超声,观察囊肿情况(图 18-6)。

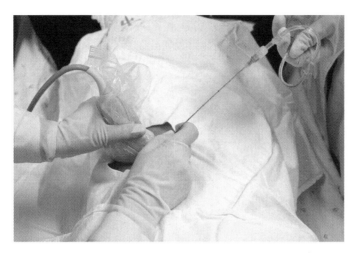

图 18-5 抽尽囊液后注入无水乙醇

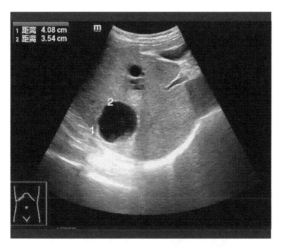

图 18-6 6 个月后复查,囊肿明显缩小

(赵振华)

实训十九 消化道出血栓塞治疗

【实训目的】

掌握消化道出血栓塞治疗术的操作步骤。

【实训方法】

1. 建立通路 采用 Seldinger 技术经股动脉穿刺插管,根据拟行检查治疗的动脉血管行造影检查。根据临床表现及内镜检查确定拟行检查的血管。其中十二指肠出血为胃十二指肠动脉,胆道出血为肝动脉,小肠出血为腹腔动脉或肠系膜上动脉,右半结肠出血为肠系膜上动脉,左半结肠出血为肠系膜下动脉。选择性动脉造影可以发现以 0.5ml/min 速度的出血(图 19-1)。

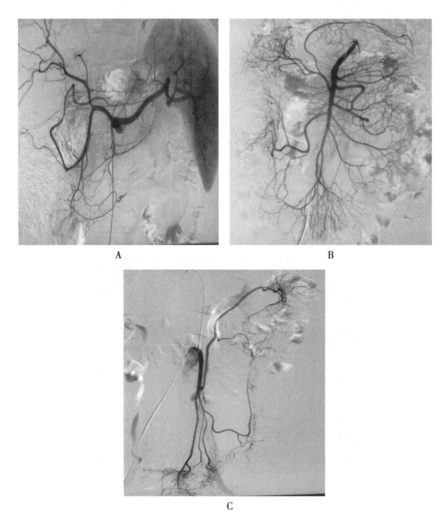

图 19-1 拟行检查治疗的动脉血管行造影检查
A. 腹腔干动脉造影;B. 肠系膜上动脉造影;C. 肠系膜下动脉造影。

2. 造影确定出血部位 出血的典型 DSA 表现为对比剂从动脉内溢出和聚集。外渗对比剂的形态大小与出血速度、出血动脉大小及渗出血液所在的组织间隙有关(图 19-2)。

3. 选择至靶血管栓塞治疗 超选择性插管至病变供血血管,根据病变部位、范围、供血支血供特点、侧支循环情况选择栓塞材料。首选明胶海绵栓塞,若为假性动脉瘤、血管畸形等可选择永久性栓塞材料(图 19-3)。

4. 栓塞后处理 再次行血管造影检查,证实出血是否停止,如出血已得到控制,拔管加压止血包扎(图 19-4)。

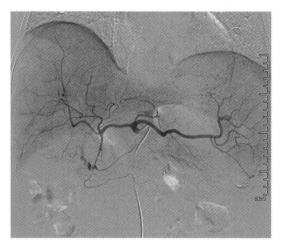

图 19-2 胃十二指肠动脉分支破裂、假性动脉瘤对比剂溢出

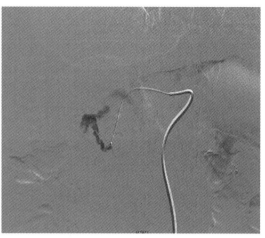

图 19-3 微导管超选择性插管至破裂小分支动脉

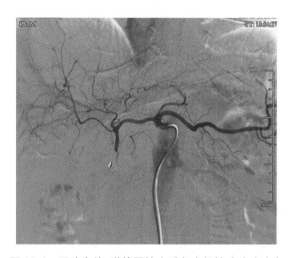

图 19-4 明胶海绵、弹簧圈栓塞后复查假性动脉瘤消失

（赵振华）

实训二十 经皮经肝胆道引流术及内支架植入术

【实训目的】

掌握经皮经肝胆道引流术及内支架植入术操作步骤。

【实训方法】

1. 经皮穿刺胆道 根据术前影像检查显示胆道梗阻部位（图 20-1），确定入路及穿刺点。可采用超声定位或 X 线定位，肝右叶胆管梗阻取右侧腋中线入路，肝左叶取剑突下入路。

以右侧腋中线 X 线定位入路为例：透视下查看肋膈角位置，向下 1~2 个肋间，沿肋骨上缘为穿刺点，局部浸润麻醉，切一小口，用穿刺针在患者平静呼吸状态下，快速向胸 11~12 椎体方向进针至脊柱旁 2cm 处停止进针。拔出针芯,连接注射器,一边缓慢退针一边注射稀释的对比剂行经皮经肝胆道造影术(图 20-2)。

2. 行经皮经肝胆道造影术 引入细导丝,撤出穿刺针,用扩张套管顺细导丝插入扩张胆管、拔去内芯及细导丝,缓慢地回抽套管,见胆汁外流后,再次注射对比剂以证实套管插入的部位。经套管引入超滑导丝,撤出外套管,单弯导管配合下使导丝通过胆道狭窄段并进入十二指肠,跟进单弯导管,再次行胆道造影。明确梗阻部位、程度和范围(图 20-3)。

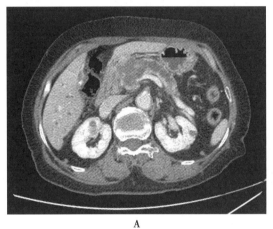
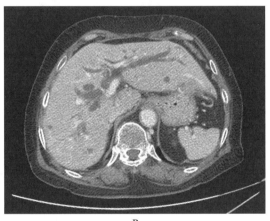

A B

图 20-1 CT 显示胆道梗阻
A. 胰头癌伴胰胆管扩张;B. 肝内胆管扩张。

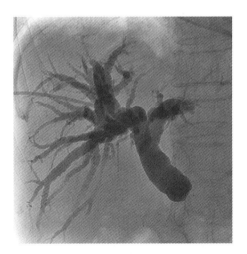
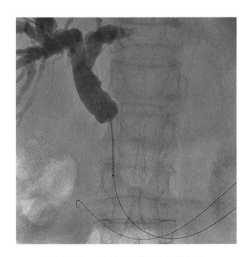

图 20-2 经皮经肝穿刺胆道造影
肝内胆管扩张,胆总管下段狭窄闭塞。

图 20-3 导丝、导管通过狭窄段

3. 球囊导管成形术(可选) 沿导丝送入球囊导管行胆道扩张成形,用稀释的对比剂将其轻度膨胀,显示狭窄对球囊的压迹并摄片记录。反复扩张狭窄部,直至球囊的压迹完全消失。

4. 金属内支架植入 撤出球囊导管,送入支架释放系统。将合适的支架沿导丝将其送至胆管狭窄段,确认支架位置,透视下小心释放支架。支架两端须超越狭窄段两端 1cm 以上(图 20-4),释放完毕放置引流管(图 20-5),注入对比剂了解狭窄段通畅情况,若支架未完全膨胀开不

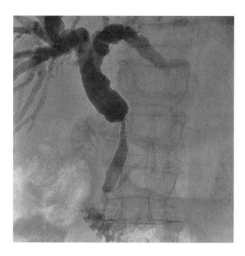

图 20-4　植入导管内支架

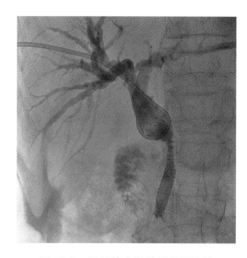

图 20-5　胆总管上段放置外引流管

必再行球囊扩张,因其具有自身扩张力,植入 2~3d 后可自行充分展开。胆道支架成功放置后常规留置引流管,复查造影对比剂通过顺畅。

5. 术后处理　支架植入后,应定期通过留置的内外引流管造影观察。若 2 周后黄疸明显消退,各部位胆管及内支架内腔通畅,可拔出引流管。半个月后患者黄疸症状消退,经管复查造影示支架通畅,肝内扩张胆管已基本恢复正常(图 20-6),给予拔除引流管。

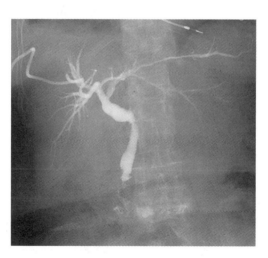

图 20-6　引流管造影示对比剂通过支架顺畅

(赵振华)

实训二十一　部分性脾动脉栓塞术

【实训目的】

掌握部分性脾动脉栓塞术操作步骤。

【实训方法】

1. 选择性脾动脉造影 根据术前影像学检查了解脾及脾血管情况(图 21-1)。用 RS 导管或 Yashiro 导管行脾动脉造影,了解脾动脉及其分支走行情况及脾脏染色情况(图 21-2)。

2. 超选择性脾动脉栓塞 超选择性插入下极脾动脉,常用微导管行超选择性插管,造影证实微导管头端位于脾下极动脉后行脾动脉栓塞,栓塞剂常用明胶海绵颗粒、栓塞微球、PVA 颗粒等,直径 300~500μm,透视下缓慢推注加入对比剂的栓塞颗粒,同时注入抗生素预防感染(图 21-3)。

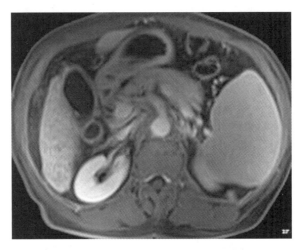

图 21-1 MRI 增强检查示脾明显增厚、增大

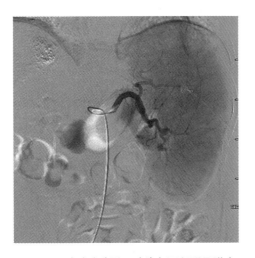

图 21-2 脾动脉造影示脾染色面积明显增大

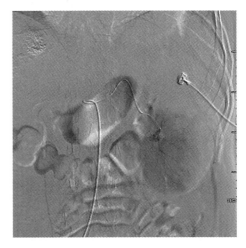

图 21-3 超选择性插管至脾下极动脉造影后行脾动脉栓塞

3. 造影复查评估栓塞范围 栓塞后立即作脾动脉造影,了解栓塞的范围。如果栓塞的范围不足,可再适当栓塞,直至满意为止(图 21-4)。术后定期影像学复查,了解脾栓塞情况(图 21-5)。

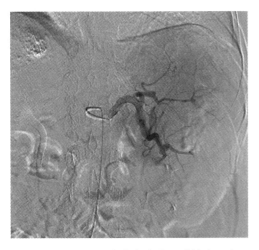

图 21-4 栓塞后脾动脉造影示脾栓塞面积约 50%

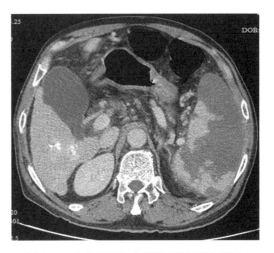

图 21-5 1 个月后复查增强 CT 示脾下极大部梗死

(赵振华)

实训二十二 巴德-基亚里综合征介入治疗

【实训目的】

掌握巴德-基亚里综合征介入治疗的操作步骤。

【实训方法】

1. 诊断性血管造影 采用经股静脉或经颈静脉穿刺插管,行下腔静脉单向或双向造影(图 22-1),必要时行肝静脉造影,明确病变部位、类型和狭窄程度。

2. 对病变段血管(可以为狭窄或闭塞)球囊扩张 对于狭窄者可以直接行球囊扩张;对于闭塞者需要先开通闭塞段再行球囊扩张(图 22-2)。

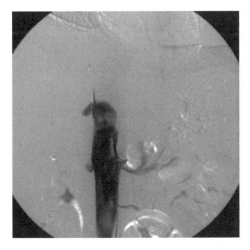

图 22-1 下腔静脉造影示近心段膜性闭塞

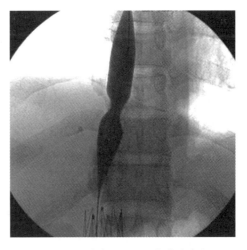

图 22-2 球囊扩张下腔静脉狭窄段

3. 扩张后再次造影观察对比剂回流是否顺畅,如果顺畅,即可结束手术,若出现明显弹性回缩者可植入血管内支架(22-3)。

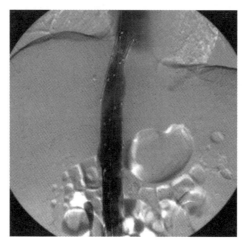

图 22-3 下腔静脉内支架植入后造影示下腔静脉通畅

（赵振华）

实训二十三 经颈静脉肝内门体分流术

【实训目的】

掌握经颈静脉肝内门体分流术(TIPS)操作步骤。

【实训方法】

经颈静脉肝内门体分流术是降低门静脉压力的一种介入微创治疗手段(图 23-1)。

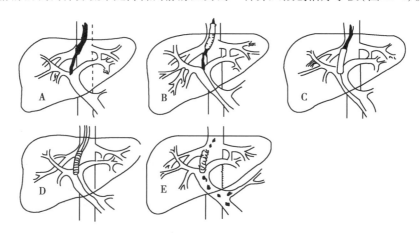

图 23-1 TIPS 操作步骤示意图

A. 肝穿针由肝静脉穿入门静脉;B. 导丝进入肠系膜上静脉或脾静脉;C. 球囊扩张肝内分流道;D. 沿鞘管植入支架;E. 复查门静脉造影了解门静脉与肝静脉分流道通畅情况。

1. 颈内静脉穿刺,选择性肝静脉插管造影　术前影像学检查了解肝静脉与门静脉解剖结构(图 23-2)。右颈内静脉穿刺成功后,透视下将导丝进入上腔静脉,通过右心房、下腔静脉。置入 TIPS 鞘管,鞘管进入肝静脉后行选择性肝静脉造影(图 23-3)。

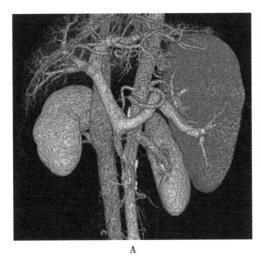 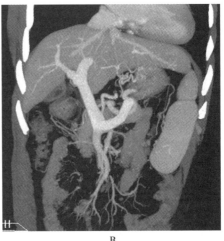

A   B

图 23-2　术前 CTA 评估肝门静脉

A. 三维容积重建(VR)显示门静脉与肝静脉情况;B. 多平面重建(MPR)显示肝静脉与门静脉空间关系。

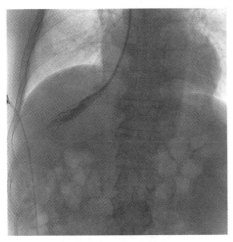

图 23-3　肝右静脉 DSA

2. 穿刺肝内门静脉　沿鞘管送进 TIPS 穿刺针进行穿刺(图 23-4)。经造影确定穿刺成功后,先将超硬导丝引入肠系膜上静脉或脾静脉主干内(图 23-5),并将 5F 穿刺针外套管沿导丝送入其内,再置换入带侧孔的猪尾管或标记导管进行测压和门静脉造影(图 23-6)。

3. 肝实质分流通道扩张　门静脉造影后再次引入超硬导丝到肠系膜上静脉或脾静脉,沿导丝引入球囊导管,扩张分流通道,通常采用直径 8mm 的球囊进行扩张,如肝硬化严重需先用小球囊(如直径 6mm)预扩张(图 23-7)。

4. 放置金属内支架　分流道开通后,沿导丝将装有支架的输送器送入分流道,准确定位后释放(图 23-8)。

5. 支架放置成功后,再次引入猪尾管行测压和造影。可根据前后压力差对支架直径再做调整,保证支架近端不会与肝静脉成角。必要时可交换单弯或 C2 导管及微导管超选择性插管至胃冠状静脉,可用弹簧圈或组织胶对胃冠状静脉进行栓塞(图 23-9)。复查造影确定成功后,拔除颈部导管鞘,局部压迫止血包扎(图 23-10)。

6. 术后　注意预防肝性脑病等并发症,定期影像学随访(图 23-11)。

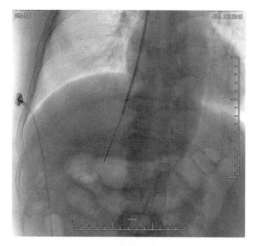

图 23-4　穿刺门静脉

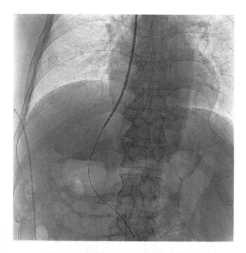

图 23-5　超硬导丝进入脾静脉

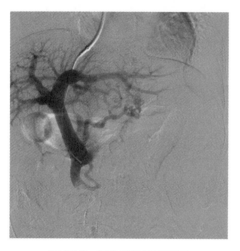

图 23-6　门静脉造影及测压

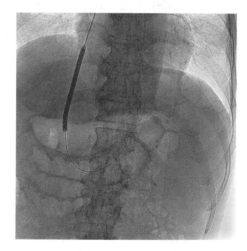

图 23-7　球囊扩张肝静脉-门静脉分流道

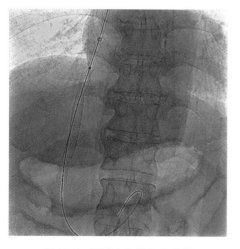

图 23-8　覆膜支架植入分流道

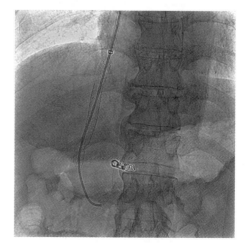

图 23-9　胃冠状静脉弹簧圈栓塞

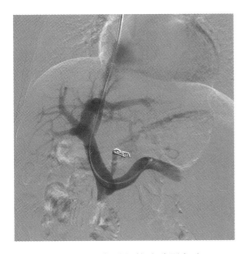

图 23-10 术后门静脉造影复查

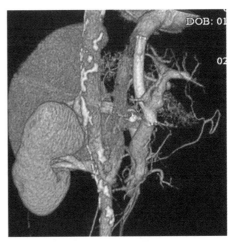

图 23-11 术后门脉 CTA 复查(三维容积重建)了解支架情况

(赵振华)

实训二十四 超声引导下肾囊肿引流硬化术

【实训目的】

掌握超声引导下肾囊性病变穿刺引流硬化术操作步骤。

【实训方法】

1. 选择合适体位,确定穿刺点 确定囊肿的部位、大小、邻近血管、脏器关系(图 24-1)。

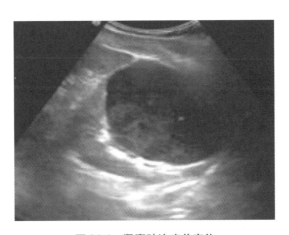

图 24-1 肾囊肿治疗前定位

2. 麻醉与穿刺 手术区域皮肤常规消毒、铺无菌巾,无菌探头保护套套探头。再定位明确穿刺路径。局部麻醉后,超声引导下将穿刺套管或穿刺引流导管送至囊肿深部,拔出针芯,见囊液流出,接三通及引流袋。

3. 囊液蛋白定性试验 抽取少量囊液注入适量无水乙醇,囊液很快变至浑浊,为蛋白定性阳性,尿液通常为阴性。

4. 注入无水乙醇 抽尽囊液并计量,向囊内注入无水乙醇。无水乙醇注入量为抽出囊液的25~50%,囊腔容量过大时,注入无水乙醇量不宜超过 200ml,避免一次注射量过多引起乙醇中毒,留置乙醇 3min 尽量抽净,重复此操作 3 次(图 24-2)。

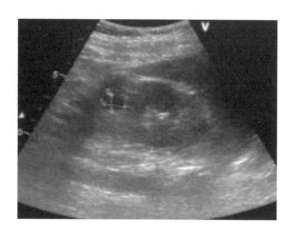

图 24-2 肾囊肿治疗后囊肿缩小

(张进荣)

实训二十五 肾动脉支架植入术

【实训目的】

掌握肾动脉狭窄支架植入的操作步骤。

【实训方法】

1. 腹主动脉和肾动脉造影 经股动脉穿刺放置动脉鞘。先用 5F 猪尾管置于 T11~T12 行腹主动脉造影。再用 Cobra 或西蒙(Simmons)Ⅰ型导管选择患侧肾动脉再次造影(图 25-1)。

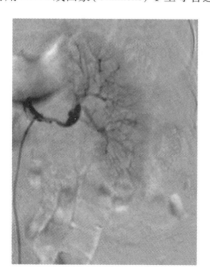

图 25-1 造影左肾动脉狭窄

2. 经导管送入导丝 以交换导丝经造影导管通过肾动脉狭窄段,至肾动脉分支远端(图25-2)。经交换导丝撤出造影导管,交换肾动脉导引导管或长鞘至肾动脉开口。

3. 球囊扩张狭窄段 经导丝通过导引导管或长鞘输送预扩球囊扩张狭窄段,以扩开狭窄段为原则,并经导管推注对比剂观察扩张效果。

4. 支架释放 撤除球囊导管,交换支架推送器,造影定位,释放支架。

5. 评价结果 再次造影证实效果,如效果满意撤除导丝和导引导管(图25-3)。

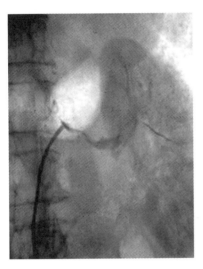

图25-2 导丝通过狭窄段

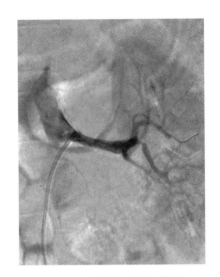

图25-3 支架植入复查造影

(张进荣)

实训二十六 肾癌动脉化疗栓塞术

【实训目的】

掌握肾动脉化疗栓塞术的操作步骤。

【实训方法】

1. 造影 采用 Seldinger 技术经股动脉插管,选用猪尾管先行腹主动脉-肾动脉造影,再用 Cobra 导管行肾动脉造影(图26-1)。

2. 释放栓塞物质 造影确诊后,将导管插入相应靶血管,推注对比剂证实,导管头固定,注入化疗药物后,释放栓塞物质。

3. 栓塞后再行血管造影观察栓塞效果(图26-2)。效果满意后,拔管,穿刺点加压包扎。

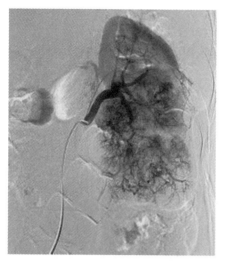

图 26-1　左肾癌肾体增大血管不规则

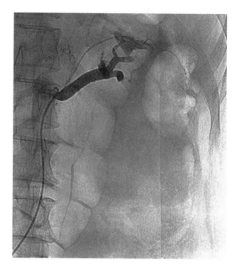

图 26-2　栓塞后主干分支呈枯枝状

（张进荣）

实训二十七　前列腺动脉栓塞术

【实训目的】

掌握前列腺动脉栓塞术的操作技术。

【实训方法】

1. 前列腺定位　插入导尿管,在导尿管水囊内注入少量造影剂,确定前列腺位置。

2. 建立血管通道　用造影导管选择髂总动脉造影,造影观察前列腺动脉起始端及走行。前列腺动脉起始位置变化很大,可多角度投射,和可以使用 3D 技术确定起始点。

3. 超选择性前列腺动脉　插入微导管,在"路途"技术的指导下分别插入左右前列腺动脉,造影确定(图 27-1)。

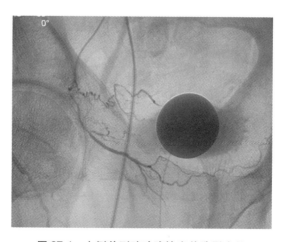

图 27-1　左侧前列腺动脉栓塞前造影定位

4. 行前列腺动脉栓塞术　在超选择性的前列腺动脉内推注对比剂证实,固定导管头缓慢释放栓塞物质。栓塞一般选择小体积栓塞颗粒或微球。

5. 评价效果　栓塞后再行血管造影观察栓塞效果(图27-2),效果满意后,拔管,穿刺点加压包扎。

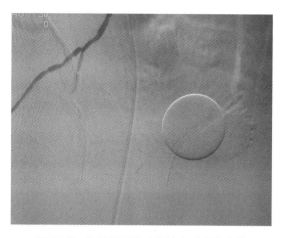

图27-2　左侧前列腺动脉栓塞后观察疗效

(潘小平)

实训二十八　子宫肌瘤动脉栓塞术

【实训目的】

掌握子宫肌瘤动脉栓塞术的操作步骤。

【实训方法】

1. 建立血管通道　常规腹股沟区消毒铺巾,局部麻醉下经右侧股动脉穿刺,置入4~6F血管鞘。

2. 髂动脉和子宫动脉造影　一般用4~5F Cobra导管(1F≈0.33mm)行双侧髂总动脉和髂内动脉造影,髂总动脉造影,造影剂用量为25~30ml,8~10ml/s;选择性髂内动脉造影,造影剂15~20ml,5~6ml/s,压力300psi(1psi≈6.895kPa)。再选插子宫动脉行子宫动脉造影。多数情况在超滑导丝的帮助下,容易将导管插入左侧的子宫动脉。也可应用"路途"技术指导插管。右侧子宫动脉插管则利用成袢技术,先将导管头端拉入右髂内动脉,造影观察右侧子宫动脉起始端及走行,调整导管头端方向,反复试插,间断注射对比剂,一般容易成功。部分术者喜欢穿刺左侧股动脉行子宫动脉造影。采用成袢技术应防止导管打折,应用柔软和有网衬的导管,不过度牵拉导管可减少打折的发生。导管进入子宫动脉后再次造影,观察子宫动脉的分支的供血情况。子宫动脉插管时,应用微导管对插管帮助更大,微导管头端有一定的弯度,同时具有导丝的功能,是否进入子宫动脉可以直接经微导管造影。

子宫肌瘤血管造影表现:子宫动脉起源于双侧髂内动脉,主干呈L形,沿盆侧壁向前内下方走行,于子宫颈侧上行,进入子宫之前一段呈螺旋状。

子宫肌瘤DSA表现:子宫肌瘤血管丰富,肌瘤动脉形成环状血管网,瘤内细小血管增多、迂曲、聚集成毛线团状结构。动脉期血管粗细不均呈螺旋状分布,实质期肌瘤大部分染色浓密,栓塞后可见子宫动脉远端闭塞瘤体染色消失(图28-1)。

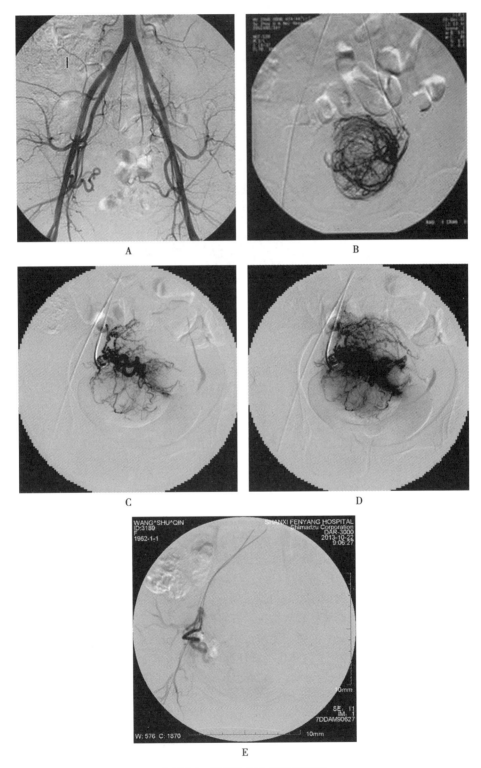

图 28-1 子宫肌瘤血管造影表现

A. 子宫动脉主干呈 L 形；B. 血管增多、迂曲、毛线团状结构；C. 瘤体血管粗细不均、螺旋状改变；D. 肌瘤染色浓密；E. 栓塞后远端动脉闭塞。

3. 释放栓塞材料 根据不同疾病选用不同栓塞材料进行栓塞,化疗药物的灌注在栓塞前完成。在造影证实导管头端在子宫动脉的位置合适即可进行栓塞治疗。注入栓塞剂前可注入适量利多卡因,防止血管痉挛和疼痛。子宫肌瘤的栓塞要求完全阻断子宫动脉供应瘤体的分支。术中可以使用抗生素预防感染。

4. 栓塞后即行造影观察栓塞效果,满意后拔管,穿刺点加压包扎。

(潘小平)

实训二十九 妇产科大出血的栓塞术

【实训目的】

掌握妇产科大出血栓塞术的操作步骤。

【实训方法】

1. 妇产科大出血治疗要求抢救速度。要争分夺秒,必要时可以简化相应程序,迅速建立血管通路,造影了解出血部位。

2. 子宫动脉造影表现妊娠出血对比剂溢出(图 29-1),产后出血对比剂团状外溢(图 29-2)。

3. 栓塞止血。子宫动脉栓塞治疗行两种方式:双侧髂内动脉栓塞术和双侧子宫动脉栓塞术。将导管插入髂内动脉或子宫动脉,栓塞前一般先注入抗生素预防感染,并造影核对是否为膀胱动脉。栓塞剂多用吸收性明胶海绵。将吸收性明胶海绵切成条或颗粒状放入注射器内,混入抗生素和对比剂,严密电视透视监视下缓慢注射,如动脉主要分支闭塞,有对比剂反流则停止栓塞。

4. 再次造影观察栓塞的效果:栓塞后即刻行造影复查观察动脉分支残留情况及出血是否停止,证实一侧栓塞成功后,同法栓塞另一侧髂内动脉前干或子宫动脉。(图 29-3)

5. 栓塞成功后拔管,穿刺部位加压包扎。

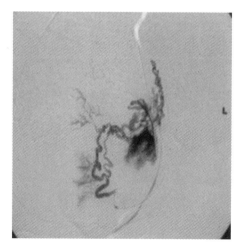

图 29-1 妊娠出血对比剂溢出

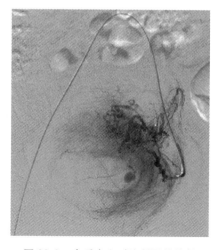

图 29-2 产后出血对比剂团状外溢

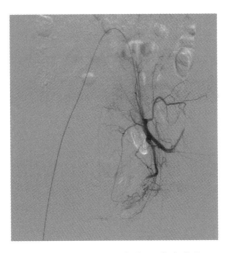

图 29-3 栓塞后子宫出血动脉消失

（张进荣）

实训三十 椎体成形术

【实训目的】

掌握椎体成形术操作步骤和影像学表现。

【实训方法】

（一）设备和器材

1. 导向设备 DSA 装置。
2. 所用器材 穿刺针套件、骨水泥（图 30-1）、注射装置（图 30-2）等。

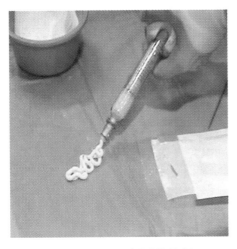

图 30-1 处于"牙膏期"的骨水泥

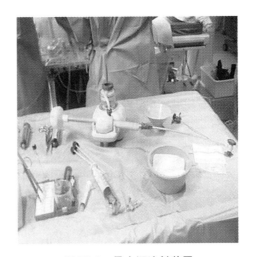

图 30-2 骨水泥注射装置

（二）操作步骤

1. 患者术前 1d 口服镇静剂，术前 1h 口服镇痛剂。

2. 术前认真观察 CT 片，根据病变部位选择穿刺途径。在应用椎弓根入路途径时，应测量椎弓根的倾斜角度、穿刺点的旁开距离及穿刺点皮肤至椎弓根与至病灶的深度，穿刺点一般位于棘突旁开 2~3cm 处。

3. 局部麻醉，在正位透视下，应适当倾斜 C 臂，使 X 线束垂直于椎弓根，穿刺针抵达骨皮质而进针深度未超过椎弓根前缘时，针尖应位于椎弓根投影"牛眼征"之内（图 30-3）。对于弥漫性疾病，针尖应抵达椎体前 1/3，针尖应位于椎体的上半部或下半部，避免位于椎体的中部，以防止骨水泥进入椎体的引流血管（图 30-4）。

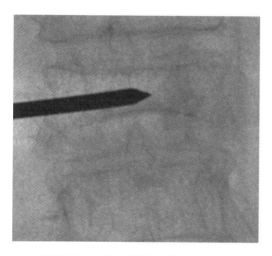

图 30-3　正位穿刺针位于椎体下半部

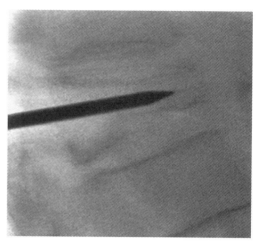

图 30-4　侧位穿刺针针尖抵达椎体前 1/3

4. 对于局限性疾病，针尖应位于病灶中心。在确定穿刺针到位后，可调配骨水泥，然后在透视监视下注射并观察骨水泥在椎体内的分布。

5. 通常骨水泥在牙膏期注射，安全性较大。当其达到椎体后缘或椎体旁静脉显影时，应立即停止注射，避免骨水泥进入椎管、椎间孔及血管内。注射完毕后将穿刺针退至骨皮质，插入针芯，旋转穿刺针，在骨水泥硬化前拔出。一般认为，骨水泥应填充 50% 以上椎体，否则应在对侧穿刺，追加注射量（图 30-5）。

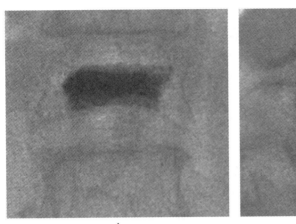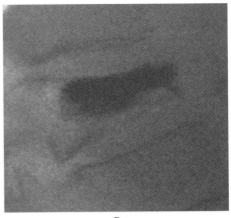

A   B

图 30-5 正侧位骨水泥弥散填充 50%以上椎体
A.腰椎正位像;B.腰椎侧位像。

（潘小平）

第二部分

学习指导

第一章 总 论

【学习目标】

1. 掌握介入放射学的定义和分类;介入放射学常用的影像导向设备及各自的特点。
2. 熟悉介入放射学的常用器材。
3. 了解介入放射学发展简史。

【重点与难点】

(一)介入放射学医学影像导向设备

1. 数字减影血管造影(DSA) 目前是血管系统介入放射学最主要的监视方法。

优点:DSA 消除了骨骼、软组织对注入血管系统对比剂影像的影响,清晰显示血管和血流动力学表现。传统的 DSA 是二维成像,新一代的 DSA 发展出了很多新功能,如三维血管成像、C 臂 CT 等。C 臂 CT 不但能显示血管的 DSA 图像,还能同时利用其 CT 功能显示非血管结构,如实质性的软组织和骨骼。

缺点:对术者和患者都有较多的电离辐射;做非血管介入更多会选择在 CT、超声和 MR 下完成。

2. 超声 主要适用于腹部非血管介入,特别是对于腹部实质性脏器。胸膜病变、乳腺、甲状腺、卵巢或其他浅表器官穿刺定位、肝胆系统经皮穿刺等操作,超声应作为首选的影像监视方法。

优点:动态实时成像、无电离辐射、廉价。

缺点:对肺、纵隔、骨骼部位疾病介入显示不佳。

3. CT 非血管介入的主要导向手段,特别是对骨、肺、纵隔等结构的显示优于超声和 MR。

优点:CT 可以对全身任何部位进行断层扫描,而且 CT 已经广泛应用于临床。

缺点:对患者有电离辐射、治疗费用高于超声,而且不能像超声那样实时显示图像。

4. 开放式 MR 主要用于非血管介入。

优点:对中枢神经系统方面的成像优于 CT、无电离辐射。

缺点:开放式 MR 设备价格较高,目前难以普及;还需要专用的磁共振介入放射学器材等。目前尚未在临床得到广泛使用。

(二)介入放射学常用的器材

1. 穿刺针(needle) 是经皮肤穿刺进入人体内的针,是介入放射学最基本的器材。外科医生手术要通过解剖、开腹、开胸、开颅进入人体,而介入手术是经过穿刺针建立通道"介入"到体内。介入放射学的"微创性"就是体现在穿刺针建立的通路上。由于穿刺的部位不一样,穿刺针的种类繁多,常用的有血管穿刺针、活检针、治疗针等。

2. 导管(catheter) 是进入人体血管或者脏器内具有传送药物等物质、引流体液和扩张管道功能的管道,是介入放射学主要器材。根据使用目的可分为造影导管、引流导管、球囊扩张导管等,分别用于造影、引流、扩张狭窄管腔用。导管有粗细和长短之分,临床上导管的直径单位使用French(F/Fr)表示,1F≈0.33mm。标准导管为1.70mm(5F),低于1.00mm(3F)的导管称为微导管,临床应用中要根据血管的粗细选用不同直径的导管。临床上成人常用5F导管。

为了能选择性或超选择性将导管插入靶血管内,根据靶血管的走行及靶血管与主血管之间的角度弯曲选择相应的导管。这些导管的头端根据插不同部位的血管进行了塑形。目前使用的导管多是市售已塑形的导管,根据导管头端形态和功能的不同有多种名称,如Cobra导管、RH导管、猎人头(headhunter)导管等。临床上要根据不同用途选择相应的导管,如脑血管造影可用椎动脉管或猎人头导管、冠状动脉造影可用冠状动脉导管、肝动脉造影可用RH导管或Yashiro导管、肾动脉造影可用Cobra导管等。

3. 导丝(guide wire) 是引导导管前进的指引丝,也是介入手术不可缺少的重要器材。由于导丝头端相对较柔软,能够有效地保护血管壁免受导管头段的损伤。在用导管插入血管时必须在导丝的引导下才能更容易的将导丝插入血管的远端。根据使用物理特性不同导丝可以分为超滑导丝、超硬导丝、交换导丝等。导丝也有粗细和长短之分。导丝外径的国际单位为mm,但临床上习惯用in表示,1in≈25.40mm。导丝的外径要和导管的内径相匹配。标准导丝外径为0.89mm(0.035in),常用导丝的外径0.89mm(0.035in)、0.46mm(0.018in)及0.36mm(0.014in)。

4. 导管鞘(sheath) 是为了建立临时的人工通道使用的器械。它由带反流阀的外鞘和能够通过导丝的中空内芯组成,用硅胶制成的反流阀在防止血液外逸的同时,可以反复通过相应口径的导管,从而避免导管的反复出入造成血管管壁的局部损伤。导管鞘的外套管的直径也用F表示,而内芯的内径要和使用导管的外径相匹配,即5F导管用5F鞘、2.00mm(6F)导管用6F鞘。常用的导管鞘的直径为5F。

5. 支架(stent) 是能够对狭窄管腔支撑以达到恢复管腔通畅功能的"架子"。广义上可以分为内涵管和金属支架;狭义的支架,仅指金属支架。金属支架的制作材料可有金属钽、医用不锈钢、镍钛合金。

支架种类繁多。支架按展开方式分为球囊扩张式支架(balloon expanding)和自膨式支架(self-expanding)。支架按表面处理情况分类:①裸支架(bare stent),为网状液体和气体可通过这些网眼自由进入。②带膜支架(covered stent),用涂膜或聚乙烯膜覆盖的支架,能封闭非血管性瘘口。③支架移植物(stent-graft),金属支架与人体血管的复合物。支架按使用部位可分为冠状动脉支架、肾动脉支架、颈动脉支架、主动脉支架、下肢动脉支架、食管支架等。支架也有粗细和长短之分,根据病变部位的管腔直径和病变长度选择合适的支架。

介入放射学使用的器材种类繁多,上述是介入放射学中最基本、最广泛应用的器材,可以反映出介入放射学"微创性"这一特点。

(三)介入放射学的分类

1. 按临床领域 《国家卫生健康委办公厅关于印发心血管疾病介入等4个介入类诊疗技术临床应用管理规范的通知》(国卫办医函〔2019〕828号)于2019年11月15日下发。文件按如下领域进行分类,国际上也基本上是按照这种方法进行分类。

(1)心血管介入诊疗技术。

（2）综合介入诊疗技术,包括肿瘤介入诊疗技术、非血管疾病介入诊疗技术。

（3）外周血管介入诊疗技术。

（4）神经血管介入诊疗技术。

2. 按介入操作技术

（1）经皮穿刺术。

（2）经皮穿刺引流术。

（3）经导管动脉栓塞术。

（4）经导管动脉灌注术。

（5）经皮经腔血管成形术。

（6）非血管管腔狭窄成形术。

（7）消融术。

（8）放射性粒子植入术。

3. 按临床应用科室

（1）心血管疾病介入。

（2）神经血管疾病介入。

（3）外周血管介入。

（4）肿瘤综合介入。

（5）消化系统疾病介入。

（6）呼吸系统疾病介入。

（7）泌尿系统疾病介入。

（8）妇产科疾病介入。

（9）骨骼肌肉疾病介入等。

4. 按介入手术操作领域

（1）血管内介入:包括经导管动脉栓塞术、经导管动脉灌注术、经皮经腔血管成形术、血管造影术等。

（2）非血管介入:包括经皮穿刺术、经皮穿刺引流术、消融术、放射性粒子植入术、非血管管腔狭窄成形术等。

5. 按介入影像导向手段

（1）CT 介入治疗技术:在 CT 引导下进行的介入诊疗技术。

（2）超声介入治疗技术:在超声引导下进行的介入诊疗技术。

（3）MR 介入治疗技术:在 MR 引导下进行的介入诊疗技术。

【习题】

[名词解释]

1. 介入放射学

2. 导管

3. 导丝

4. 支架

[填空题]

1. 介入放射学常用的器材包括_____、_____、_____、_____和_____等。

2. 支架种类繁多,按支架展开方式分为_____和_____等。

3. 金属支架的制作材料可有_____、_____和_____等。

4. 支架按表面处理情况分为_____、_____和_____等。

5. 介入放射学常用技术包括_____、_____、_____、_____、_____、_____和_____等。

[选择题]

（一）A1 型题

1. 血管介入最常用的医学影像导向设备为
    A. 超声 　　　B. CT 　　　C. MR 　　　D. DSA 　　　E. 常规 X 线

2. 脑血管造影最常用的导管为
    A. RH 导管 　　　　　B. Cobra 导管 　　　　　C. 椎动脉管
    D. Simmons 导管 　　　E. 猪尾管

3. 肝动脉造影最常用的导管为
    A. RH 导管 　　　　　B. Cobra 导管 　　　　　C. 椎动脉管
    D. Simmons 导管 　　　E. 猪尾管

4. 肾动脉造影最常用的导管为
    A. RH 导管 　　　　　B. Cobra 导管 　　　　　C. 椎动脉管
    D. 猎人头导管 　　　　E. 猪尾管

（二）X 型题

1. 国内外对介入放射学进行分类的领域有
    A. 心血管介入诊疗技术 　　B. 综合介入诊疗技术 　　C. 外周血管介入诊疗技术
    D. 肿瘤介入 　　　　　　　E. 神经血管介入诊疗技术

2. 血管内介入放射学包括
    A. 经导管动脉栓塞术 　　　B. 引流术 　　　　　　C. 经导管动脉灌注术
    D. 经皮经腔血管成形术 　　E. 血管造影术

3. 非血管介入放射学包括
    A. 经导管动脉灌注术 　　　B. 经皮穿刺引流术 　　C. 消融术
    D. 放射性粒子植入术 　　　E. 非血管管腔狭窄成形术

【习题参考答案】

[名词解释]

1. 介入放射学指在医学影像设备引导下,经血管或经皮穿刺途径对疾病进行诊断和治疗的学科。该学科是一门新兴的学科,介于传统的内科学和外科学之间。

2~4.（略）

[填空题]

1. 穿刺针　导管　导丝　穿刺鞘　支架

2. 球囊扩张式　自膨式

3. 金属钽　医用不锈钢　镍钛合金

4. 裸支架　带膜支架　支架移植物

5. 穿刺术　引流术　栓塞术　灌注术　成形术　消融术　粒子植入术

[选择题]

（一）A1 型题

1. D 　　2. C 　　3. A 　　4. B

（二）X 型题

1. ABCE　　2. ACDE　　3. BCDE

（卢　川）

第二章　介入放射学常用技术

【学习目标】

1. 掌握　经皮穿刺术、经皮穿刺引流术、经导管血管栓塞术、经导管血管灌注术、经皮腔内血管成形术、消融术和放射性粒子植入术的适应证。

2. 熟悉　经导管栓塞术和经皮腔内血管成形术的主要操作步骤。

3. 了解　经皮穿刺术和经皮穿刺引流术的主要操作步骤。

【重点与难点】

（一）经皮穿刺术

本技术在临床实践中，主要适用于以下情况：

1. 建立血管通道　介入放射学的血管内介入手术，如栓塞术、灌注术、血管成形术等都是首先要进入到血管内的。在做这些手术时，第一步就是穿刺血管，通过穿刺针建立一个血管与外界的通道，包括动脉或静脉通道，从而为下一步血管内操作打下基础。

2. 进入非血管管腔　介入放射学有一些技术，如经皮穿刺引流术、经皮肾穿刺肾盂造瘘术等是要首先进入胆道、肾盂等人体非血管管腔才能进行下一步操作。穿刺术同样也是这类手术的第一步。

3. 穿刺实体器官　介入放射学有一些技术，如活检术、消融术、粒子植入术是要进入人体实质性器官才能进行下一步操作。穿刺术同样也是这类手术的第一步。

（二）经皮穿刺引流术

经皮穿刺引流术的核心是通过皮肤穿刺进入体内液体潴留处，置入引流管，将体内异常积液引流到体外，从而达到治疗的目的。在临床实践中，本技术主要适用于以下情况：

1. 正常人体管道阻塞引起阻塞段以上液体过量积聚　如胆道阻塞、尿路梗阻。

2. 实质脏器内的巨大囊肿引起症状者　如肝囊肿、肾囊肿、卵巢囊肿等。

3. 实质脏器内的积液或积脓　如肝、脾、胰、肾等处的脓肿。

4. 体腔内异常积液　如气胸、脓胸、心包积液、积脓、腹腔或盆腔等脓肿。

（三）经导管动脉灌注术（TAI）

本技术在临床实践中主要适用于以下情况：

1. 止血　在临床中主要应用于消化道出血等。

2. 溶栓　常用于急性心肌梗死、脑梗死、肺动脉栓塞、下肢动脉栓塞、深静脉血栓形成的溶栓。

3. 治疗肿瘤　用于头颈部、胸腹部、盆腔、四肢等部位恶性实体肿瘤，常用于失去手术时机的肝癌、胃癌、肺癌、胰腺癌、膀胱癌等。

（四）经导管血管栓塞术

本技术的临床应用甚广，按照人体部位进行分类，在临床实践中主要适用于以下情况：

1. 脑　颅内动脉瘤、脑动静脉畸形、颈动脉海绵窦瘘、硬脑膜动静脉瘘、脑膜瘤等。

2. 头颈部 鼻咽部纤维血管瘤、顽固性鼻出血、舌癌、颈动脉体瘤等。

3. 肺 大咯血、手术不能切除的原发性肺癌、肺动静脉瘘等。

4. 胃肠道 保守治疗无效的食管静脉曲张出血、胃肠道出血、手术不能切除的胃癌、手术不能切除的结肠癌等。

5. 肝 原发性和转移性肝癌、肝海绵状血管瘤、肝破裂等。

6. 胆囊 胆囊癌。

7. 脾 脾亢。

8. 肾 肾癌、肾盂癌、肾血管平滑肌脂肪瘤、肾出血、肾动静脉畸形、肾动脉瘤等。

9. 膀胱 膀胱癌。

10. 前列腺 前列腺增生。

11. 子宫 产后大出血、瘢痕妊娠、子宫肌瘤、子宫腺肌病、子宫恶性肿瘤等。

12. 骨骼 脊柱及骨盆恶性骨肿瘤、骨盆巨大骨巨细胞瘤、椎体动脉瘤样骨囊肿等。

（五）经皮腔内血管成形术（PTA）

本技术可以理解为"通血管"，可根据使用器械不同分类，常用的有血管球囊成形术和血管支架成形术。

1. 血管球囊成形术 原则上影响器官功能的血管狭窄或闭塞均为球囊血管成形术的适应证。其具体包括：

（1）大、中血管的局限、短段狭窄或闭塞。

（2）肢体动脉缺血狭窄性病变。

（3）肾动脉狭窄。

（4）血管性腹绞痛。

（5）颈动脉狭窄性病变。

（6）冠状动脉狭窄。

（7）腔静脉、门静脉、锁骨下静脉、透析通道狭窄。

2. 血管支架成形术

（1）由于血管壁或病变弹性回缩，残余狭窄>30%，PTA 治疗不充分。

（2）PTA 治疗中引起内膜撕裂、假性动脉瘤或夹层动脉瘤。

（3）PTA 治疗后由于血栓形成或内膜增生，病变血管再狭窄或闭塞。

（4）动脉粥样硬化狭窄段较长、病变不规则、溃疡形成或钙化、长段闭塞。

（5）大动脉炎性血管狭窄、外压性动脉狭窄、腔静脉狭窄、血液透析通道的狭窄或闭塞。

（6）宽颈动脉瘤栓塞术前防止弹簧圈移位，搭桥血管吻合口再狭窄，重建血管通道并纠正血流动力学的异常，如经皮肝内门体分流术等。

（六）非血管管腔狭窄成形术

人体除了血管以外的自然管腔狭窄原则上都可以通过介入操作进行治疗。自然管腔包括食管、气管、尿道、输尿管、输卵管等。介入操作方法有球囊扩张术、探条扩张术、支架植入术。以临床常见到的食管和气管狭窄为例，其支架植入术有以下适应证：

1. 食管支架植入术

（1）晚期食管癌、贲门癌狭窄无法进行手术治疗。

（2）食管气管瘘、食管纵隔瘘。

（3）食管癌术后吻合口肿瘤复发、吻合口狭窄或瘘。

（4）食管良性狭窄反复球囊扩张治疗效果不佳。

（5）纵隔肿瘤压迫食管或外压性狭窄致吞咽障碍。

（6）其他创伤造成的食管狭窄。

2. 气管支架植入术

（1）恶性肿瘤侵袭、压迫造成的气管狭窄。

（2）中心气道器质性狭窄的管腔重建。

（3）气管、支气管瘘口或裂口的封堵。

（4）气管外伤性（如插管、手术后等）局限性瘢痕狭窄、吻合口狭窄。

（5）结核或炎症侵袭造成的狭窄，非手术适应证。

（6）各种原因的气管软化等。

对于气道狭窄的小婴儿，应首选其他治疗，在迫不得已时再考虑支架治疗。因为随着婴儿生长气道直径会逐渐变大，目前的支架用于婴儿气道时偏大，有穿孔的危险，而一旦成年后，又可造成气道狭窄，支架植入后则难以取出。

（七）消融术

消融术是经皮穿刺利用物理或化学的方法使恶性肿瘤组织蛋白凝固，从而使肿瘤组织"消除和融化"的一种微创手术。临床最常见的四种消融技术，在实践中主要适用情况如下：

1. 肺癌射频消融术

（1）因高龄、心肺功能差不能耐受手术、拒绝手术的周围型肺癌，单发肿瘤直径≤5cm 是最理想适应证。

（2）拒绝手术或手术无法切除的中央型肺癌。

（3）肺部转移瘤，数目一般<5 个。

（4）合并纵隔淋巴结转移或纵隔型肺癌，有穿刺路径。

2. 肝癌微波消融术

（1）单发肿瘤直径≤5cm 或最大直径≤3cm 的 4 个以内多发病灶。无血管、胆管侵犯或远处转移、肝功能分级 Child-Pugh A 或 B 级的早期肝癌。

（2）无严重心、脑、肺、肝、肾等器官功能障碍、凝血功能正常或接近正常，不愿接受手术治疗的小肝癌以及中心型小肝癌。

（3）手术切除后复发或中晚期癌因各种原因不能手术切除的肝癌。

（4）肝转移性肿瘤化疗后，等到肝移植前控制肿瘤生长及移植后复发转移。

（5）多个病灶或较大的肿瘤，可根据肝功能情况采用肝动脉化疗栓塞联合微波消融治疗。

3. 肝癌氩氦刀消融术

（1）原发性肝癌不愿意外科手术者，或者不适合切除的肝癌（病灶多发，紧邻血管，瘤体巨大）。

（2）病灶局限，直径<10cm 肝良性病变或其他恶性病变。

（3）肝功能较差或老年人合并心肺功能障碍且不宜手术者。

（4）外科手术切除术后肿瘤残余或复发，拒绝再行手术者。

（5）病灶数目<3 个，病灶局限的肝转移性肿瘤，或者不能手术切除的转移性肝癌。

（6）肿块巨大先行冷冻治疗，待瘤体缩小后再行手术者。

（7）肝内病变甚多，或者分布广泛，不适宜手术者，对部分结节进行冷冻。这一方面减少瘤负荷；另一方面，利用冷冻的免疫激发作用，可能使其他未冷冻的癌结节得以抑制或消除。

（8）丰富血供的局限性病灶，可在经导管动脉化疗栓塞术（TACE）后联合局部冷冻治疗，更有利于肿瘤彻底灭活。

4. 肝癌乙醇消融术

（1）单发肿瘤直径≤5cm；不超过 3 个病灶直径≤3cm 的小肝癌，当肝储备功能差、心肺功能不全而不能耐受手术或病灶散在分布于不同肝叶不宜手术者。

（2）肝癌术后复发，不宜或不愿再次手术者。

（3）多次 TACE 后疗效不佳或病灶残留复发，但肝动脉发生闭塞不能再行 TACE 治疗者。

（4）射频、微波、冷冻等物流消融治疗后病灶残留或复发病灶。

（5）病灶靠近膈顶、胃肠道、胆囊、血管等部位，行物理消融比较困难者。

（6）位于肝段或亚段门静脉分支的癌栓病灶。

（7）合并肝动脉门静脉或肝动脉肝静脉瘘的肝癌病灶，TACE 治疗前先行 PEI 可达到灭活肿瘤和闭塞瘘口的双重作用。

（8）转移到头面部、胸壁、腹腔、盆腔等其他部位的肝癌病灶。

（9）肝癌淋巴结转移病灶。

（八）^{125}I 放射性粒子植入术

^{125}I 放射性粒子植入术是利用放射性粒子持续释放射线来达到杀伤肿瘤的技术，在临床实践中主要适用于如下情况：

1. 缺乏血供的实体瘤，直径<7cm。

2. 实体瘤术后残余组织的预防性治疗。

3. 转移性肿瘤病灶或术后孤立性肿瘤转移灶而失去手术价值者。

4. 无法手术的原发性肿瘤的姑息性治疗。

5. 病灶位于肝门、近膈顶、胆囊窝等特殊部位，不适合微波、射频、冷冻或局部消融治疗者。

【习题】

[名词解释]

1. 经皮穿刺术

2. 经皮穿刺引流术

3. 经导管血管栓塞术

4. 栓塞反应

5. 经导管血管灌注术

6. 经皮腔内血管成形术

7. 非血管管腔狭窄成形术

8. 消融术

9. 放射性粒子植入术

[填空题]

1. 经皮穿刺术主要的临床应用的范围包括_____、_____和_____。

2. 栓塞材料可以按物理性状分为固体和液体栓塞材料，其中常用的固体栓塞材料包括_____、_____、_____和_____。液体栓塞材料又可分为非黏附性和非黏附性液体栓塞材料，其中常用的非黏附性液体栓塞材料包括_____、_____和_____；最常用黏附性液体栓塞材料是_____。

3. PTA 包括球囊血管成形术、血管支架植入术、激光血管成形术、动脉粥样斑块切除术。其中临床常用的是_____和_____。

4. 在实际应用中，最常用的非血管管腔狭窄成形术是_____和_____。

5. 根据作用原理可以将消融术分为物理消融和化学消融。物理消融包括_____、_____、_____、_____和_____等。化学消融包括_____、_____和_____等。

6. 药物灌注技术主要有_____、_____和_____。

7. 支架选择极为重要,治疗食管气管瘘时需要放置_____,以封堵瘘口。

8. ^{125}I 放射性粒子植入辅助设备包括_____、_____和模板等。

[选择题]

（一）A1 型题

1. 临床在做血管介入技术操作时,最常用的动脉穿刺部位是
   A. 左侧股动脉　　　　　　B. 桡动脉　　　　　　　C. 右侧股动脉
   D. 锁骨下动脉　　　　　　E. 颈动脉

2. 经皮穿刺引流术可以用到一些介入器材,但其中最终起关键作用的介入器材是
   A. 穿刺针　　　　　　　　B. 导丝　　　　　　　　C. 引流管
   D. 扩张导管　　　　　　　E. 固定盘

3. 临床上肝癌最常用的栓塞材料是
   A. 明胶海绵颗粒　　　　　B. PVA 颗粒　　　　　　C. 弹簧圈
   D. 碘油　　　　　　　　　E. 无水乙醇

4. 临床上颅内动脉瘤最常用的栓塞材料是
   A. Onyx　　　　　　　　　B. n-BCA　　　　　　　C. 可脱性球囊
   D. 弹簧圈　　　　　　　　E. PVA 颗粒

5. 临床上脑动静脉畸形最常用的栓塞材料是
   A. Onyx　　　　　　　　　B. n-BCA　　　　　　　C. 可脱性球囊
   D. 弹簧圈　　　　　　　　E. PVA 颗粒

6. 经导管动脉内溶栓所用药物是
   A. 表阿霉素　　　　　　　B. 尿激酶　　　　　　　C. 前列腺素
   D. 阿司匹林　　　　　　　E. 顺铂

7. 为达到持续性 TAI,可采用
   A. 一次性 TAI　　　　　　B. 多次大剂量冲击 TAI　C. 全植入式导管药盒系统
   D. 靶动脉式 TAI　　　　　E. 大剂量冲击 TAI

8. 经导管动脉内溶栓治疗急性脑梗死的时间窗是
   A. 24h　　　B. 12h　　　C. 1.5h　　　D. 6h　　　E. 18h

9. 化疗药物灌注原则是
   A. 单药应用　　　　　　　B. 所有抗肿瘤药物　　　C. 合理的联合应用
   D. 两药联合应用　　　　　E. 三药联合应用

10. 以下药物主要作用于 S 期细胞,通过特异性干扰核酸的代谢,阻止细胞的分裂和增殖。属于细胞周期特异性药物的是
    A. 氟尿嘧啶　　　　　　　B. 奥沙利铂　　　　　　C. 平阳霉素
    D. 紫杉醇　　　　　　　　E. 己烯雌酚

11. 经导管动脉内溶栓,情况效果最好的是
    A. 血栓内注射溶栓药物　　B. 血栓近心端注射溶栓药物　C. 股动脉注入溶栓药物
    D. 桡动脉注入溶栓药物　　E. 颈外动脉注入溶栓药物

12. 食管狭窄放置支架两端均应超出病灶约

  A. 1cm B. 2cm C. 3cm D. 4cm E. 5cm

13. 食管狭窄时预扩张球囊直径应比将要植入的支架直径小,一般为

  A. 1mm B. 1~2mm C. 2~3mm D. 3~4mm E. 4~5mm

14. 介入治疗中,血管内给予尿激酶的意义是

  A. 扩血管   B. 抗肿瘤   C. 缩血管止血

  D. 溶栓   E. 降低血液黏度

15. 脑膜瘤术前栓塞最常用的栓塞物质为

  A. 明胶海绵颗粒   B. 碘油   C. 微粒

  D. 无水乙醇   E. 自身血凝块

16. ^{125}I 放射性粒子植入术适用于缺乏血供的实体瘤,直径

  A. <5cm   B. <7cm   C. >5cm

  D. >7cm   E. >5cm 且 <7cm

17. 使用 Seldinger 技术进入随呼吸移动的穿刺通道时,为了避免刺针切割组织,应使患者

  A. 先深吸气后屏气   B. 先浅吸气后屏气   C. 深呼吸

  D. 屏气   E. 平静呼吸

18. 治疗食管癌患者时,选用覆膜防滑式支架的目的是

  A. 可以有效抑制肿瘤的生长   B. 延缓肿瘤长入支架腔内的时间

  C. 能有效扩大食管体积   D. 方便快捷,便于更换

  E. 防止出血

19. 消融术根据原理可分为

  A. 固体和液体消融   B. 固体和气体消融   C. 物理和化学消融

  D. 宏观和微观消融   E. 实体和空腔脏器消融

20. 液体栓塞材料不包括

  A. n-BCA   B. 碘油   C. Onyx

  D. 无水乙醇   E. PVA 颗粒

21. 有关 PTA 的描述,不确切的是

  A. 不同原因所致的血管局限性狭窄或闭塞多可行球囊血管成形术治疗

  B. PTA 术前 1d 应开始应用抗血小板聚集药物,如阿司匹林等

  C. 术后需服用 3~6 个月阿司匹林或双嘧达莫等药物,以防止再狭窄

  D. PTA 是一种损伤血管壁成分的机械治疗方法,可控性强,能准确预测损伤程度和性质

  E. PTA 的临床效果与外科手术相当,但其创伤小,并发症少,操作简单,且可重复治疗

22. 近年发展最快,应用前景最广阔的技术,尤其适用于 PTA 后出现并发症者的是

  A. 血管内支架技术   B. 球囊血管成形术   C. 激光血管成形术

  D. 粥样斑块切除术   E. 使用同轴导管行血管成形术

23. PTA 治疗动脉硬化性狭窄成功率最高的部位是

  A. 髂动脉   B. 股动脉   C. 腘动脉

  D. 锁骨下动脉   E. 腋动脉

(二) A2 型题

1. 患者,男,50 岁,近期出现右侧腰部胀痛。超声检查发现患者右侧肾上极有大小约 10cm×6cm 的囊肿,囊肿靠近肾表面。该患者的首选治疗方法为

  A. 外科手术切除   B. 药物保守治疗

C. 超声引导下囊肿引流和硬化术　　　　　D. 经导管动脉栓塞术

E. 经导管动脉灌注术

2. 患者,女,40 岁,右上腹胀痛 1 个月余。CT 显示患者肝右叶有大小约 10cm×8cm 的肿块,增强扫描为周边强化,出现"早出晚归"征象。患者被诊断为肝海绵状血管瘤。该患者首选的治疗方法为

A. 射频消融　　　　　　　　B. 微波消融　　　　　　　　C. 乙醇消融

D. 经导管动脉化疗栓塞术　　　E. 手术切除

3. 患者,男,76 岁,近日发现痰中带血。CT 示患者右肺癌伴纵隔转移。下列治疗方式为宜的是

A. 支气管动脉化疗药物灌注术　　　　　B. 射频消融

C. 乙醇消融　　　　　　　　　　　　D. 经导管动脉栓塞术

E. 手术切除

4. 患者,女,47 岁,因腰背部疼痛,体重减轻就诊。CT 示患者胰头癌伴肝转移。下列处置为宜的是

A. 肝固有动脉化疗药物灌注术　　　　　B. 腹腔动脉化疗药物灌注术

C. 肠系膜下动脉化疗药物灌注术　　　　D. 胃左动脉化疗药物灌注术

E. 脾动脉化疗药物灌注术

5. 患者,女,因右上腹饱胀感 2 个月余就诊。经超声和 CT 检查,被诊断为肝右叶肝囊肿,大小约 8cm。该患者应该首先选择的治疗方法是

A. 外科手术切除　　　　　　　　　　B. 药物保守治疗

C. 超声引导下囊肿引流和硬化术　　　　D. 经导管动脉栓塞术

E. 经导管动脉灌注术

6. 患者,男,75 岁,7 个月前出现进行性吞咽困难,经检查被确诊为食管胸中段鳞状细胞癌。患者体质较弱,不能耐受行全身化疗。该患者首选的治疗方案是

A. 食管球囊扩张成形术　　　B. 覆膜支架植入术　　　　C. 外科切除术

D. 经导管动脉灌注术　　　　E. 裸支架植入术

7. 患者,女,67 岁,进行性皮肤黏膜黄染 1 个月。患者腹部增强 CT 示胆总管中段占位,管腔狭窄,肝内胆管明显扩张;肝功能示胆红素明显升高。患者被诊断为胆总管癌并阻塞性黄疸。最适合该患者目前的治疗方法是

A. 经管肝动脉灌注化疗　　　　　　　B. 经皮经肝穿刺置管外引流

C. 经皮经肝穿刺置管内外引流　　　　D. 胆道支架植入术

E. 胆道球囊扩张成形术

8. 患者,男,78 岁,乙肝病史 30 余年,右上腹疼痛伴消瘦 1 个月余。患者增强 CT 检查示肝右叶近膈顶处可见大小 5cm×6cm 肿块;增强示肿块"快进快出"征象;未见转移灶。患者被诊断为原发性肝细胞肝癌。该患者首选治疗方法为

A. 射频消融　　　　　　　　B. 微波消融　　　　　　　　C. 乙醇消融

D. 经导管动脉化疗栓塞术　　　E. 手术切除

9. 患者,男,81 岁,因右上腹不适 3 个月就诊。患者查体未见明显异常,乙型肝炎病史 15 年;影像检查 CT 示肝右叶近膈顶处 6cm×7cm 大小肿块,强化不明显,门静脉显影未见明显改变;肝功能及其他生化指标正常。患者被诊断为胆管细胞肝癌。由于患者年龄太大,患者及其家属拒绝手术切除治疗。下一步最合适的治疗方法是

A. 射频消融　　　　　　　　B. 微波消融　　　　　　　　C. 手术切除

D. 经导管动脉化疗栓塞术　　　E. ^{125}I 放射性粒子植入术

（三）A4 型题

1. 肝癌患者行经导管动脉化疗栓塞术。

（1）首先选择进入人体的血管是

  A. 左侧股动脉　　　　　　　B. 右侧股动脉　　　　　　　C. 桡动脉

  D. 左侧股静脉　　　　　　　E. 右侧股静脉

（2）导管进入人体血管时,应该选择的行血管造影的导管是

  A. 椎动脉管　　　　　　　　B. Cobra 导管　　　　　　　C. 猪尾管

  D. RH 导管　　　　　　　　E. Simmons 导管

（3）导管进入血管后首先应行的血管造影是

  A. 腹主动脉　　　　　　　　B. 肠系膜上动脉　　　　　　C. 肠系膜下动脉

  D. 腹腔干　　　　　　　　　E. 肝固有动脉

（4）导管进入靶血管后,要释放栓塞物质栓塞肝癌,最常用的栓塞物质是

  A. n-BCA　　　　　　　　　B. Onyx　　　　　　　　　　C. 明胶海绵

  D. 碘油　　　　　　　　　　E. 弹簧圈

（5）导管插入靶血管栓塞过程中或完毕后,患者出现恶心、呕吐、右上腹疼痛。首先考虑的情况是

  A. 对比剂反应　　　　　　　B. 栓塞后综合征　　　　　　C. 异位栓塞

  D. 导管穿破靶血管　　　　　E. 对比剂用量过多

2. 患者,男,经 CT 检查,被诊断为右肺癌,准备做动脉化疗药物灌注术。

（1）导管进入人体血管时,应选择行血管造影的导管是

  A. 椎动脉管　　　　　　　　B. Cobra 导管　　　　　　　C. 猪尾管

  D. RH 导管　　　　　　　　E. 猎人头导管

（2）导管插入血管后首先应选择行造影术的血管是

  A. 腹主动脉　　　　　　　　B. 肠系膜上动脉　　　　　　C. 支气管动脉

  D. 肺动脉　　　　　　　　　E. 腹腔干

（3）导管进入靶血管造影后,可灌注的化疗药物不包括

  A. 顺铂　　　　　　　　　　B. 阿霉素　　　　　　　　　C. 5-氟尿嘧啶

  D. 环磷酰胺　　　　　　　　E. 卡铂

（4）动脉化疗药物灌注术后,患者出现的最严重的并发症是

  A. 局部出血　　　　　　　　B. 胸部疼痛　　　　　　　　C. 血管栓塞

  D. 导管穿破靶血管　　　　　E. 脊髓损伤

（5）预防脊髓损伤的措施有

  A. 稀释化疗药物　　　　　　B. 增加化疗药物剂量　　　　C. 减少化疗药物种类

  D. 增大造影剂浓度　　　　　E. 增大化疗药物浓度

3. 患者,男,76 岁,被诊断为食管癌 3 年,行多次全身化疗及局部放射治疗,效果良好。近 3 个月患者再次出现进食不顺,1 周前出现进食水后呛咳,行上消化道造影示食管癌复发并食管气管瘘。

（1）患者首选的治疗方法为

  A. 外科手术治疗　　　　　　B. 食管覆膜支架植入术　　　C. 食管裸支架植入术

  D. 气管覆膜支架植入术　　　E. 内科保守治疗

（2）若患者放置支架,其两端均应超出病灶

  A. 1cm 合适   B. 1~2cm 合适   C. 2cm 合适

  D. 2~3cm 合适   E. 3~4cm 合适

（3）如果支架放置成功后,处理措施不正确的是

  A. 术后立即口服对比剂复查,观察支架情况

  B. 注意进食时取坐位

  C. 在餐后宜饮流质或饮水

  D. 部分患者体质恢复后可配合放疗、化疗等

  E. 可以进食黏稠及大块粗纤维食物

（4）支架植入术后较为少见的并发症是

  A. 支架移位   B. 支架阻塞   C. 食管穿孔破裂

  D. 出血   E. 反流

（四）X 型题

1. 经皮穿刺引流术临床上最常用的应用范围包括

  A. 人体管道阻塞引起阻塞段以上液体过量积聚,如胆道、输尿管阻塞

  B. 实质脏器内的巨大囊肿引起症状者,如肝囊肿、肾囊肿、卵巢囊肿等

  C. 实质脏器内的积液或积脓,如肝、脾、肾等

  D. 食管胃底静脉曲张

  E. 体腔内异常积液,如心包积液、胸腔积液等

2. 临床上常用经导管动脉栓塞术治疗实体肿瘤,这种姑息性治疗富血管性的实体恶性肿瘤包括

  A. 原发性肝癌   B. 转移性肺癌   C. 肾癌

  D. 盆腔各种富血性恶性肿瘤   E. 转移性肝癌

3. 临床上适用于经导管动脉栓塞治疗的良性肿瘤有

  A. 肝海绵状血管瘤   B. 症状性子宫肌瘤

  C. 肾巨大血管平滑肌脂肪瘤   D. 椎体动脉瘤样骨囊肿

  E. 肾囊肿

4. 经皮腔内血管成形术常用的器材包括

  A. 球囊加压泵   B. 引流导管   C. 导丝

  D. 球囊导管   E. 血管内支架

5. 经皮腔内血管成形术常见的并发症包括

  A. 血管夹层   B. 急性血栓形成

  C. 血管内支架植入后再狭窄或闭塞   D. 深静脉血栓形成

  E. 穿刺部位血肿

6. 关于食管支架植入术的叙述,不正确的有

  A. 一般用于食管癌性狭窄

  B. 当合并食管气管瘘时需要放置覆膜支架

  C. 高位狭窄,病变上端距环状软骨较近仍适合食管支架植入

  D. 放置支架两端均应超出病灶 1cm 左右

  E. 食管良性狭窄反复球囊扩张治疗效果不佳者

7. 经导管动脉灌注术适应证包括

  A. 止血,在临床中主要应用于消化道出血等

B. 溶栓,如急性心肌梗死、脑梗死、肺动脉栓塞、下肢动脉栓塞、深静脉血栓形成的溶栓

C. 头颈部、胸腹部、盆腔、四肢等各部位恶性实体肿瘤

D. 治疗肿瘤,常用于失去手术时机的胃癌、肺癌、胰腺癌、膀胱癌等

E. 纠正异常血流动力学

8. 灌注使用的特殊器材包括

A. 灌注导管　　　　　　　B. 灌注导丝　　　　　　　C. 弹簧圈

D. 全植入式导管药盒系统　E. 球囊扩张支架

9. 下列影响核酸生物合成且属于抗代谢药的是

A. 甲氨蝶呤　　　　　　　B. 替加氟　　　　　　　　C. 平阳霉素

D. 奥沙利铂　　　　　　　E. 吉西他滨

10. 行气管狭窄支架植入术的术后处理包括

A. 抗炎治疗 3~5d　　　　B. 止血治疗 1~2 周　　　C. 抗水肿治疗 1 周

D. 镇咳治疗 1~2 周　　　E. 中医活血治疗 5~7d

11. ^{125}I 放射性粒子植入术特点有

A. 创伤小　　　　　　　　B. 安全性高　　　　　　　C. 靶区组织剂量分布均匀

D. 全身治疗效果好　　　　E. 对正常组织损伤小

[简答题]

1. 简述经皮穿刺引流术的适应证。

2. 简述经皮腔内血管成形术适应证。

3. 简述经导管动脉灌注术的适应证。

4. 简述经导管动脉灌注术的并发症。

5. 简述食管支架植入术的适应证。

6. 简述气管支架植入术禁忌证。

7. 简述 ^{125}I 放射性粒子植入术的适应证。

8. 简述经导管血管栓塞术的适应证。

9. 简述肝癌微波消融术的适应证。

[论述题]

1. 以右侧股动脉为例,论述 Seldinger 技术在介入放射学中的使用。

2. 根据经导管血管栓塞术的操作步骤,论述介入放射学的微创性。

【习题参考答案】

[名词解释]

1. 经皮穿刺术是在影像设备导向下利用穿刺针穿刺进入人体的技术,是介入放射学技术操作的基础。

2. 经皮穿刺引流术是在影像设备引导下,通过穿刺针、导管等器材,经皮穿入体内液体潴留处并置入引流管,将体内异常积液引流的一种介入治疗技术。

3. 经导管血管栓塞术是用介入的方法经导管向靶血管内注入栓塞物质,使之闭塞从而达到治疗目的的技术,即"堵血管"。

4. 栓塞反应又称栓塞后综合征,指靶器官栓塞后出现的症状和体征,多为自然过程,对症处理后可康复。常见的栓塞反应为疼痛、发热、恶心、呕吐、食欲缺乏和腹胀等。

5. 经导管血管灌注术是经皮穿刺进入血管,将导管直接插入靶血管,通过该导管注入相应

药物从而达到局部治疗的一种方法。

6. 经皮腔内血管成形术是采用球囊导管、血管内支架等介入技术扩张或再通各种原因所致的血管狭窄或闭塞性病变的方法。

7. 食管、肠道、胆道、气管、尿道、输尿管、输卵管等生理管腔发生狭窄,可以用球囊扩张或者支架植入的方法恢复管腔原来的形状,这样的介入技术称为非血管管腔狭窄成形术。

8. 消融术是经皮穿刺利用物理或化学的方法使恶性肿瘤组织蛋白凝固,从而使肿瘤组织"消除和融化"的一种微创手术。

9. 放射性粒子植入术指将放射源直接放入肿瘤组织内,利用放射性粒子持续释放射线来达到杀伤肿瘤的技术,又称肿瘤体内粒子刀、内放疗、组织间放疗或近距离治疗。

[填空题]

1. 建立血管通道　进入非血管管腔　穿刺实体器官

2. 明胶海绵颗粒　PVA 颗粒　弹簧圈　可脱性球囊　碘油　无水乙醇　Onyx　n-BCA

3. 血管球囊成形术　血管支架植入术

4. 食管支架植入术　气管支架植入术

5. 射频　微波　激光　氩氦刀　高强度聚焦超声　无水乙醇　醋酸　盐酸

6. 一次冲击性 TAI　长期药物灌注　TAI 与栓塞术配合

7. 覆膜支架

8. 穿刺针　施源器

[选择题]

（一）A1 型题

1. C　　2. C　　3. D　　4. D　　5. B　　6. B　　7. C　　8. D　　9. C　　10. A

11. A　12. B　13. C　14. D　15. A　16. B　17. B　18. B　19. C　20. E

21. D　22. A　23. A

（二）A2 型题

1. C　　2. D　　3. A　　4. B　　5. C　　6. B　　7. B　　8. D　　9. E

（三）A4 型题

1. （1）B　（2）D　（3）D　（4）D　（5）B

2. （1）B　（2）C　（3）C　（4）E　（5）A

3. （1）B　（2）C　（3）E　（4）C

（四）X 型题

1. ABCE　　2. ACDE　　3. ABCD　　4. ACDE　　5. ABCE　　6. CD

7. ABCD　　8. ABD　　9. ABE　　10. ACD　　11. ABCE

[简答题]

1~3.（略）

4. 经导管动脉灌注术的并发症　①灌注收缩血管药物过量可引起血管狭窄、血流速度减慢,容易血栓形成,引起不同程度的缺血症状。②动脉灌注化疗药物,除了可发生一般性插管造影所引起的并发症和化疗药物引起的副反应外,还可以引起局部组织坏死,如支气管动脉的介入治疗可出现脊髓损伤。③灌注溶栓药物引起出血的发生率为 17%~38%,多发生于穿刺部位、消化系统和中枢神经系统。

5.（略）

6. 气管支架植入术禁忌证　①高位气管狭窄,支架规格与病灶情况不相符。②气管出血。

③有明显凝血机制障碍。④严重心、肺功能损害。⑤食管气管瘘。⑥大气道狭窄合并多发小气道狭窄、阻塞,严重气胸、纵隔皮下气肿。⑦气管或支气管存在严重感染。

7~9.(略)

[论述题]

1. 1953 年瑞典医生 Seldinger 首创了用套管针、导丝和导管经皮股动脉插管做血管造影的方法。该方法避免了反复穿刺和抽拉导管对血管壁的损伤。

通常患者仰卧在造影台上。常规皮肤消毒,一般采用局部麻醉。左手在右侧腹股沟区触摸到股动脉搏动,在右侧腹股沟区皮肤皱褶下方约 0.5cm 处作为穿刺点;用带针芯的穿刺针以30°~40°经皮向左手触摸到的股动脉快速穿刺,穿刺针穿刺时的斜面应始终向上,穿透血管前后壁,退出针芯;缓缓向外退针见血液从针尾射出,随后将导丝经穿刺针芯送至股动脉,退出穿刺针,只将导丝留在股动脉;通过导丝引入导管鞘,左手固定血管鞘,右手握住导丝和穿刺鞘内的支撑导管,将导丝和支撑导管退出,将血管鞘留在股动脉内;经导管鞘可以反复送入导管。

2. 介入放射学具有创伤小,并发症少,可反复操作,住院时间短等优点。如血管栓塞术可以止血、治疗肿瘤等。其操作步骤体现介入放射学的微创性。

首先是靶血管插管:局部麻醉下采用 Seldinger 技术穿刺右侧股动脉成功后,送入导管,选插靶血管,注入对比剂行 DSA;选择或超选择性靶血管插管至靶血管。

其次是血管造影诊断:先行非选择性血管造影,再行选择性血管造影。血管造影的目的:明确诊断、明确靶血管的走行、直径、动静脉显影的时间和顺序、血流速度、侧支循环,以及病变的显影程度和对比剂排空时间等。

再次是选择栓塞材料:这是栓塞术的重要一环。常见疾病肝癌选用碘油、颅内动脉瘤选用弹簧圈、脑动静脉畸形选用 n-BCA、出血选用明胶海绵等。

再次是释放栓塞材料:栓塞材料经导管注入靶血管的过程是完成栓塞术的关键步骤,过程中术者始终注视动态影像,以控制栓塞剂的准确释放。

最后是栓塞程度的监测和控制:栓塞完毕后要再造影,观察栓塞效果。栓塞不足需再行栓塞,过度栓塞可造成严重并发症。

(宋 剑)

第三章 神经血管介入诊疗技术

【学习目标】

1. 掌握 脑血管造影的适应证和正常脑血管的 DSA 表现。
2. 熟悉 颅内动脉瘤及颈动脉狭窄血管内介入治疗的适应证。
3. 了解 急性缺血性脑卒中机械取栓的适应证。

【重点与难点】

神经血管介入诊疗技术指在医学影像设备引导下,经皮穿刺血管途径在头颈部和脊柱脊髓血管内进行诊断或者治疗的技术,简称神经介入(interventional neuroradiology)。

神经血管介入是介入放射学的重要亚专业学科。其治疗范畴包括脑、脑膜、颌面部、颈部、眼、耳鼻喉及脊髓等部位的血管异常。治疗技术:①血管内栓塞术,治疗常见疾病有颅内动脉瘤、脑动静脉畸形、颈动脉海绵窦瘘、硬脑膜动静脉瘘、脑膜瘤术前辅助栓塞、顽固性鼻衄、鼻咽部纤维血管瘤、脊髓血管畸形等。②血管内药物灌注术,治疗常见疾病包括急性脑梗死溶栓、中枢神经系统肿瘤动脉内化疗药物灌注等。③血管成形术,治疗常见疾病包括颅内、外狭窄血管成形及支架植入术等。

(一)脑血管造影术

脑血管造影术(cerebral angiography)是神经介入放射学最基本的技术,也是颅脑血管疾病诊断及治疗的基础,被认为是诊断颅内血管病变的"金标准"。

1. 适应证

(1)怀疑血管本身病变或寻找脑血管病病因。

(2)怀疑脑静脉病变。

(3)颅内或蛛网膜下腔出血病因检查。

(4)头面部富血管性肿瘤术前检查。

(5)了解颅内占位病变的血供与邻近血管的关系,以及某些肿瘤的定性。

(6)实施血管介入或手术治疗前,明确血管病变和周围解剖关系。

(7)急性脑血管病需动脉溶栓或其他血管内治疗。

(8)头面部及颅内血管性疾病的治疗后复查。

2. 常见并发症

(1)短暂性脑缺血发作和脑梗死。

(2)皮质盲。

(3)动脉夹层。

(4)血管迷走反射。

(5)血肿形成。

(6)假性动脉瘤。

(二)颅内动脉瘤血管内介入治疗

脑血管壁的瘤样突起被称为颅内动脉瘤(intracranial aneurysm)或脑动脉瘤,好发于颅底动脉环分叉处及其主要分支,是造成蛛网膜下腔出血的首要原因。病因可有先天性、动脉硬化、感染和创伤等,以先天性最常见。颅内动脉瘤按形态大致可以分为囊状、梭形及夹层动脉瘤三种,以囊状动脉瘤最为常见。根据瘤腔直径的大小可以分为四类:<5mm 为小动脉瘤,5~10mm 为中型动脉瘤,11~25mm 为大动脉瘤,>25mm 为巨大动脉瘤。

动脉瘤的治疗方法包括单纯栓塞、支架或球囊辅助栓塞及腔内隔绝等。

1. 适应证

(1)发生动脉瘤破裂出血。

(2)症状性未破裂动脉瘤。

(3)动脉瘤直径>5mm 的无症状、未破裂。

(4)动脉瘤直径<5mm,伴有子囊、多发、位于前交通动脉、后交通动脉和后循环、预期寿命超过 10 年、伴有蛛网膜下腔出血病史、有家族史或需长期口服抗凝及抗血小板药物的患者。

(5)未治疗的未破裂动脉瘤随访患者,随访过程中发现动脉瘤进行性增大、形态改变者。

(6)由于患有未破裂动脉瘤导致心理障碍的患者。

(7)对于从技术上既可以开颅夹闭又可行介入治疗的动脉瘤患者,推荐行血管内介入治疗。

(8)后循环动脉瘤患者、高龄患者(>70 岁)、自发性蛛网膜下腔出血评分较低[WFNS 分级(世界神经外科医师联盟下的蛛网膜下腔出血分级)Ⅴ/Ⅵ]患者及处于脑血管痉挛期患者应优先考虑介入治疗。

2. 常见并发症

（1）术中动脉瘤破裂。

（2）脑血管痉挛。

（3）血栓形成。

（4）弹簧圈末端逸出。

（5）动脉瘤复发。

（三）颈动脉狭窄的介入治疗

颈动脉粥样硬化狭窄是缺血性脑卒中的常见原因,主要病因有动脉粥样硬化(atherosclerosis)、大动脉炎(Takayasu arteritis)及纤维肌肉结构不良(fibromuscular dysplasia)等。颈动脉支架植入术是利用穿刺、导管、球囊导管扩张形成和金属内支架植入等技术,使狭窄、闭塞的颈动脉血管或腔道扩张、再通的一门技术。

1. 适应证

（1）动脉内径狭窄超过 70%。

（2）狭窄 50%~60%,伴明显关联症状如反复短暂性脑缺血发作(TIA)、同侧脑梗死病史等,或者 6 个月内狭窄程度增加超过 15%。

（3）动脉内膜剥脱术效果不理想或术后再狭窄。

（4）手术风险高或无法以手术方法治疗的病变,如无名动脉和颈总动脉起始部、双侧多血管、多部位病变,放疗后狭窄等。

（5）非动脉粥样硬化性狭窄,如纤维肌发育不良或处于稳定期的大动脉炎性狭窄。

（6）自发性、创伤性及手术后形成的动脉夹层。

（7）不超过 6 个月的短段(<10mm)动脉闭塞。

（8）颈内动脉闭塞伴发的颈外动脉狭窄。

2. 常见并发症

（1）血管破裂。

（2）斑块破裂、栓子脱落、远端栓塞。

（3）再狭窄。

（4）脑过度灌注综合征。

（5）支架移位。

（6）血管痉挛。

（四）急性缺血性脑卒中血管内介入治疗

急性脑梗死血管内介入治疗是对最新发生的血栓形成或栓子栓塞进行溶解、开通、取栓,迅速直接地使闭塞血管再通,挽救"缺血半暗带"神经细胞,使神经功能得以迅速良好的恢复,降低了病死率、致残率。

1. 适应证

（1）发病在 6h 以内,脑卒中前改良 Rankin 量表(mRS)0~1 分;缺血性脑卒中由颈内动脉或大脑中动脉 M1 段闭塞引起;年龄 ≥18 岁;美国国立卫生研究院脑卒中量表(NIHSS) ≥6 分;Alberta 脑卒中项目早期 CT 评分(ASPECTS) ≥6 分。

（2）距患者最后看起来正常时间在 6~16h 的前循环大血管闭塞患者,当符合 DAWN 或DEFUSE-3 研究入组标准时,强烈推荐机械取栓治疗。(注:DAWN 为醒后卒中及迟发卒中弥散或灌注成像不匹配区评估指导下的 Trevo 支架取栓试验;DEFUSE-3 为缺血性中风影像评价后的血管内治疗。)

（3）发病 6~24h 的急性基底动脉闭塞患者,可以考虑在影像检查评估后实施机械取栓。

2. 常见并发症

（1）颅内出血。

（2）脑水肿,严重可引起脑疝。

（3）颅内血管开通后再闭塞。

（4）穿刺部位出血等。

【习题】

[名词解释]

1. 颅内动脉瘤

2. 脑动静脉畸形

3. 颈动脉海绵窦瘘

4. 颈动脉支架植入术

[填空题]

1. 神经血管介入诊疗技术包括_____、_____和_____。

2. 脑血管造影术常见并发症有_____、_____、_____和_____。

3. 脑血管造影术的术前准备主要包括_____、_____和_____。

4. 脑血管造影术的禁忌证包括_____、_____、_____、_____和_____。

5. 正常主动脉弓 DSA 结构包括_____、_____、_____和_____。

6. 颅内动脉瘤按形态大致可以分为_____、_____和_____动脉瘤,以_____动脉瘤最为常见。

7. 脑动静脉畸形治疗方法有_____、_____、_____及多种方法结合的综合治疗。

8. 颈动脉海绵窦瘘病因包括_____、_____和_____。

[选择题]

（一）A1 型题

1. 诊断颅内血管性病变的"金标准"是

    A. 超声血管造影   B. CTA   C. MRA

    D. DSA   E. 腰椎穿刺

2. 脑血管造影最常用的导管为

    A. RH 导管   B. Cobra 导管   C. 椎动脉管

    D. Simmons 导管   E. 猪尾管

3. 属于脑血管造影禁忌证的是

    A. 对比剂过敏   B. 糖尿病   C. 控制良好的高血压

    D. 感冒   E. 血栓性静脉炎

4. 造成自发性蛛网膜下腔出血的首要原因是

    A. 脑外伤   B. 颅内动脉瘤破裂   C. 脑静脉窦血栓

    D. 高血压脑出血   E. 脑动脉畸形

5. 急性脑梗死动脉内接触性溶栓治疗挽救的是

    A. 坏死的脑组织   B. 缺血半暗带内神经细胞   C. 正常脑组织

    D. 血栓   E. 神经胶质细胞

6. 正常主动脉弓 DSA 显示的结构不包括

    A. 无名动脉   B. 右侧颈总动脉   C. 左侧锁骨下动脉

    D. 左侧颈总动脉   E. 椎动脉起自锁骨下动脉

7. 最常见的脑动脉瘤类型是

    A. 假性动脉瘤   B. 梭形动脉瘤   C. 夹层动脉瘤

    D. 囊状动脉瘤   E. 圆形动脉瘤

8. 不属于脑血管造影并发症的是

    A. 短暂性脑缺血发作和脑梗死   B. 皮质盲

    C. 血管迷走反射   D. 假性动脉瘤

    E. 脑血肿

9. 颅内动脉瘤血管内介入治疗术后处理不包括

    A. 立即拔除导管鞘并加压包扎   B. 苏醒后常规神经系统功能检查

    C. 严密观察生命体征   D. 静脉注射广谱抗生素 3d

    E. 甘露醇降颅压

10. 关于复杂血管造影不正确的是

    A. 髂动脉或腹主动脉迂曲,严重影响导管操控性,可改用长血管鞘拉直迂曲血管,增强操控性

    B. 目标血管开口扭曲、成角较大,导丝难以进入,可使用导丝塑形技术增大导丝头端弯曲角度

    C. 目标血管远端迂曲,导丝可通过但导管前送困难,可尽量将导丝送至血管远端相对安全区域

    D. 牛形主动脉弓,导管能搭在头臂干开口,但导丝在左侧颈总动脉前送困难,可嘱患者向左侧转头

    E. Ⅱ型主动脉弓,导管难以搭在头臂干内,不能为导丝输送提供足够的支撑力,可考虑使用头端弯曲部分更大的猎人头导管

11. 关于颅内动脉瘤不正确的是

    A. 病因可有先天性、动脉硬化、感染和创伤等,以先天性最常见

    B. 一般未破裂的颅内动脉瘤常常没有症状,较大时,因压迫周围神经出现症状

    C. 动脉瘤破裂出血的致残率较高,但死亡率不高

    D. 是成人自发性蛛网膜下腔出血的首要原因

    E. 血管介入治疗能改善血管瘤破裂出血患者的临床预后

12. 关于颅内动脉瘤栓塞的弹簧圈的选择不正确的是

    A. 对于行单纯栓塞的病例,直接经微导管填入弹簧圈即可

    B. 首个弹簧圈选择十分重要,动脉瘤直径>5mm 时,应选择标准型、3D 型的弹簧圈以便在动脉瘤内呈篮状盘曲放置

    C. 一般第一个弹簧圈要尽可能选择直径大于瘤腔直径的弹簧圈

    D. 动脉瘤直径<5mm 动脉瘤、前交通动脉瘤和破裂急性期的动脉瘤宜选用柔软的弹簧圈

    E. 弹簧圈不宜反复推拉以防止解螺旋发生

13. 不属于经股动脉穿刺插管并发症的是

    A. 股动静脉瘘   B. 血管内膜剥离   C. 腹膜后血肿

    D. 假性动脉瘤   E. 股静脉栓塞

14. 影响单纯球囊成形术血管长期开放、通畅的主要原因是

    A. 再扩张　　　　　　　　　　B. 血栓形成　　　　　　　　　C. 血管闭塞

    D. 血管再狭窄　　　　　　　　E. 血管钙化

15. 关于 Seldinger 技术描述正确的是

    A. 经皮穿刺大血管通过导丝和导管交换的方式把导管送入血管内

    B. 一种经血管栓塞技术

    C. 经皮穿刺管腔,通过导丝和导管交换的方式把导管送入人体管腔的技术

    D. 一种动脉内药物灌注技术

    E. 即血管介入技术

16. 血管内治疗脑动静脉畸形可选用

    A. 自体血凝块　　　　　　　　B. 明胶海绵　　　　　　　　　C. 碘油

    D. 微弹簧圈　　　　　　　　　E. 鱼肝油酸钠

17. 关于动脉内溶栓,叙述不正确的是

    A. 病史超过 6h 脑梗死患者是脑动脉内溶栓治疗的绝对适应证

    B. 再通率明显高于静脉内溶栓

    C. 动脉内溶栓治疗失败时,可借溶栓通路应用血管内支架治疗

    D. 原则上,病史在 3 个月以内的四肢动脉栓塞均可采用动脉内溶栓治疗

    E. 已知出血倾向者是动脉内溶栓禁忌证

18. 鱼精蛋白硫酸盐可与体内肝素结合而使肝素失去抗凝血能力,适用于肝素过量而引起的出血。1mg 鱼精蛋白硫酸盐可中和肝素

    A. 10U　　　　B. 50U　　　　C. 100U　　　　D. 1 000U　　　　E. 1ml

19. 有关血管内支架技术的描述,不正确的是

    A. 凡能行球囊成形术的部位均可植入支架治疗

    B. 支架成形术疗效通常优于单纯球囊成形术

    C. 自膨式和球扩式支架是目前临床上常用的两类支架

    D. 覆膜支架的应用,使支架由原来的仅治疗狭窄单一闭塞性病变,发展到能治疗动脉瘤等血管扩张性病变

    E. 支架植入后对于血管是一种异源物质,可刺激血管引起反应性增生,使其再狭窄的概率仍然较高

20. 颅内动静脉畸形、动静脉瘘及动脉瘤等血管性疾病的介入栓塞治疗术,最广泛应用于

    A. 中枢神经系统　　　　　　　B. 胸部　　　　　　　　　　　C. 腹部

    D. 四肢　　　　　　　　　　　E. 头颈部

21. 脑动脉溶栓的最佳治疗时机为

    A. 发病 6h 以内　　　　　　　B. 发病 6h 以上　　　　　　　C. 发病 9h 以内

    D. 发病 9h 以上　　　　　　　E. 发病 12h 以内

22. 经导管周围动脉内溶栓术,国内最常使用的溶栓药物为

    A. 尿激酶　　　　　　　　　　B. 链激酶　　　　　　　　　　C. 组织型纤溶酶原激活物

    D. 冬菱精纯抗栓酶　　　　　　E. 蝮蛇抗栓酶

23. 经导管动脉内溶栓治疗过程中最应严密监测

    A. 血常规　　　　　　　　　　B. 心、肺功能　　　　　　　　C. 肝、肾功能

    D. 出血、凝血功能　　　　　　E. 血糖

24. 治疗颈动脉狭窄宜使用

    A. PTA   B. 经导管血管栓塞术

    C. 经导管动脉内药物灌注术   D. 经皮穿刺体腔减压术

    E. 经皮针刺活检术

25. 神经介入放射学中肝素化的目的是

    A. 降低导管在血管中的阻力   B. 更容易发现出血性病变

    C. 镇静   D. 抗凝以防术中血栓形成

    E. 防止出血

26. 颅内动脉瘤介入治疗常用的栓塞剂为

    A. 40%碘油   B. 医用胶(n-BCA)   C. 弹簧圈

    D. 球囊   E. 明胶海绵

27. 不属于介入神经放射治疗范畴的疾病是

    A. 颅内动脉瘤   B. 颅内动静脉畸形   C. 颅内海绵状血管瘤

    D. 高血压脑出血   E. 颈内动脉海绵窦瘘

28. 脑血管造影,将导管插入的血管是

    A. 锁骨下动脉   B. 甲状颈干   C. 颈内动脉

    D. 主动脉弓   E. 右头臂动脉

29. 脑血管造影检查适用的疾病是

    A. 脑动脉痉挛   B. 颅内血肿   C. 硬膜下血肿

    D. 颅内动脉瘤   E. 脑出血

30. 早期脑梗死的脑血管造影的主要征象为

    A. 动脉排空延迟   B. 循环时间延长   C. 动静脉短路

    D. 血管闭塞   E. 动脉血流缓慢

31. 锁骨下动脉闭塞常见于

    A. 大动脉炎   B. 无脉症   C. 主动脉弓综合征

    D. 异型主动脉缩窄   E. 肾血管性高血压

(二) A2 型题

1. 患者,女,30 岁,无明显诱因突发剧烈头痛,神志清楚,行头颅 CT 检查示蛛网膜下腔出血。通过脑血管造影检查,患者被诊断为后交通动脉瘤。该患者首选的治疗方法为

    A. 外科开颅加闭   B. 内科保守治疗   C. 放射治疗

    D. 介入栓塞治疗   E. 3H 治疗

2. 患者,男,18 岁,骑摩托摔伤头部后逐渐出现右侧眼球突出并右侧搏动性耳鸣,被诊断为颈动脉海绵窦瘘。该患者首选治疗方法是

    A. 外科手术   B. 介入治疗   C. 内科治疗

    D. 随访   E. 伽玛刀治疗

3. 患者,男,65 岁,右侧肢体活动不灵 2h。查体:血压 160/90mmHg,意识清楚,瞳孔等大等圆,口角偏左,右侧上下肢肌力二级;头颅 CT 检查无异常发现。该患者首先应该考虑治疗方式是

    A. 脱水降颅压治疗   B. 降血压治疗   C. 抗生素预防感染

    D. 随访   E. 溶栓治疗

（三）A4 型题

1. 脑血管病患者行脑血管造影术。

（1）常规选择进入人体的血管是

    A. 左侧股动脉   B. 右侧股动脉   C. 桡动脉

    D. 左侧股静脉   E. 右侧股静脉

（2）行主动脉弓造影,应该选择的造影导管是

    A. 椎动脉管   B. Cobra 导管   C. 猪尾管

    D. RH 导管   E. Simmons 导管

（3）行选择行脑血管造影,常规选择的造影导管是

    A. 椎动脉管   B. Cobra 导管   C. 猪尾管

    D. RH 导管   E. Simmons 导管

（4）颈动脉造影的投照体位是

    A. 正位   B. 侧位   C. 左前斜位

    D. 右前斜位   E. 正位及侧位

2. 脑血管病患者行脑血管造影术。

（1）颈总动脉造影剂自动注射速率为

    A. 2~3ml/s   B. 2.5~4ml/s   C. 3~4ml/s

    D. 4~6ml/s   E. 15~20ml/s

（2）颈内动脉造影剂自动注射速率为

    A. 2~3ml/s   B. 2.5~4ml/s   C. 3~4ml/s

    D. 4~6ml/s   E. 15~20ml/s

（3）锁骨下动脉造影剂自动注射总量为

    A. 4~6ml   B. 6~8ml   C. 8~10ml

    D. 12.5~20ml   E. 30~40ml

（4）椎动脉造影剂自动注射总量为

    A. 4~6ml   B. 6~8ml   C. 8~10ml

    D. 12.5~20ml   E. 30~40ml

（四）X 型题

1. 颅内动脉瘤栓塞的禁忌证包括

    A. 重要血管从动脉瘤瘤腔发出

    B. 动脉严重扭曲硬化,微导管无法到达

    C. 濒临死亡者

    D. 严重心、肾功能不全,凝血功能障碍者

    E. 解剖部位复杂,手术难以切除或夹闭失败的动脉瘤

2. 急性脑梗死动脉内接触性溶栓治疗的并发症包括

    A. 球囊早脱   B. 溶栓后出血   C. 误栓

    D. 再灌注损伤   E. 脑血管再闭塞

3. 为直径 10mm 动脉瘤行介入治疗时,第一个弹簧圈一般不选择的长度有

    A. 9mm   B. 10mm   C. 11mm   D. 15mm   E. 20mm

4. 关于经皮经腔血管成形术治疗的机制,描述正确的是

    A. 血管内膜、中膜局限性撕裂   B. 血管结构(特别是中膜)的伸展

C. 动脉粥样斑块的断裂 D. 断裂动脉壁各层纤维化愈合

E. 血管内膜由新生内皮细胞覆盖

5. 脑血管造影的分期包括

A. 动脉期 B. 静脉期 C. 毛细血管期

D. 窦期 E. 延迟期

6. 颈内动脉颅内段分为

A. 岩骨段 B. 海绵窦段 C. 前膝段

D. 床突上段 E. 终段

7. 颅内动脉瘤分型有

A. 粟粒状动脉瘤 B. 囊状动脉瘤 C. 假性动脉瘤

D. 梭形动脉瘤 E. 壁间动脉瘤

8. 大脑中动脉分为

A. 水平段 B. 岛叶段 C. 侧裂段 D. 分叉段 E. 终末段

9. 椎动脉颅内段的主要分支为

A. 脑膜支 B. 脊髓前动脉 C. 脊髓后动脉

D. 延髓动脉 E. 小脑下后动脉

[简答题]

1. 简述神经血管介入诊疗技术的定义。

2. 简述神经血管介入诊疗技术的范畴。

3. 简述脑血管造影术的适应证。

4. 简述脑动脉造影术后处理方法。

5. 简述颅内动脉瘤栓塞治疗的适应证。

6. 简述颈动脉血管支架植入术的适应证。

7. 简述急性缺血性脑卒中血管内介入治疗的适应证。

[论述题]

1. 试述脑血管造影术的注意事项。

2. 试述脑血管造影术局部皮下血肿形成原因及预防要点。

【习题参考答案】

[名词解释]

1.（略）

2. 脑动静脉畸形是在血管发育过程中,由于毛细血管发育异常,使动静脉之间直接交通而形成的一种先天性疾病。其动静脉之间没有正常的毛细血管,代之以一团管径粗细不均,管壁厚薄不一的异常血管。

3. 颈动脉海绵窦瘘指颈总动脉的任何分支,包括颈内动脉、颈外动脉及其分出的细小血管,与海绵窦的直接或间接交通。其病因包括外伤性、自发性和先天性。

4.（略）

[填空题]

1. 血管内栓塞术 血管内药物灌注术 血管成形术

2. 脑血管痉挛 缺血性脑卒中 皮质盲 穿刺部位并发症

3. 掌握一般情况 知情同意 药物调整

4. 碘造影剂过敏或不能耐受 介入器材过敏 严重心、肝、肾功能不全 穿刺点局部感染 并发脑疝

5. 无名动脉 左侧颈总动脉 左侧锁骨下动脉 椎动脉起自锁骨下动脉

6. 囊状 梭形 夹层 囊状

7. 外科手术 血管内栓塞治疗 立体定向放射治疗

8. 外伤性 自发性 先天性

[选择题]

（一）A1 型题

1. D　　2. C　　3. A　　4. B　　5. B　　6. B　　7. D　　8. E　　9. A　　10. D
11. C　　12. C　　13. E　　14. D　　15. A　　16. D　　17. A　　18. C　　19. A　　20. A
21. A　　22. A　　23. D　　24. A　　25. D　　26. C　　27. D　　28. C　　29. D　　30. D
31. B

（二）A2 型题

1. D　　2. B　　3. E

（三）A4 型题

1.（1）B　（2）C　（3）A　（4）E
2.（1）D　（2）C　（3）C　（4）A

（四）X 型题

1. ABCD　　2. BDE　　3. CDE　　4. ABCDE　　5. ABCD　　6. ABDE
7. BDE　　8. ABCDE　　9. ABCDE

[简答题]

1~3.（略）

4. 脑动脉造影术后处理方法　拔鞘后用手按压,手指着力点位于股动脉穿刺内口或其近端,同时注意暴露外口。按压时间一般为 10~20min,解除压力后确认外口无渗血,将无菌敷料置于内口上,以弹力绷带交叉加压包扎,继续沙袋压迫穿刺点 6~8h。患者取平卧位,穿刺侧下肢制动 24h。造影术后给予"水化"促进造影剂排泄。注意观察并记录患者的生命体征,包括头晕、头痛、恶心、呕吐等全身症状,以及失语、肌力下降、癫痫等神经系统症状,并及时处理。

5~7.（略）

[论述题]

1. 脑血管造影术的注意事项　①颈总动脉造影:必须显示颈总动脉分叉,正侧位造影。②颈内动脉造影:前提为无颈内动脉开口狭窄时,将导管进入颈内动脉近端,显示颈内动脉颅外及颅内段,正位及侧位均应显示头颅全部。③颈外动脉造影:将导管进入颈外动脉近端,显示颈外动脉全程,正位及侧位均应显示全部头颅及软组织。④锁骨下动脉造影:显示锁骨下动脉的近端及椎动脉开口。怀疑后循环缺血性病变时,勿将导管超选插入椎动脉内。选择同侧斜的角度,可清楚显示椎动脉开口。⑤椎动脉造影:正位+汤氏位,上界平颅盖骨,下界平牙齿。无椎动脉开口狭窄时,可将导管进入椎动脉近端 3~5cm。显示椎动脉颅外及颅内段,正位像上端约位于冠状缝,汤氏位可显示头颅全部。对于怀疑基底动脉狭窄的患者,为确切的测量病变长度,应选择瓦氏位进行造影。⑥3D 造影:脑血管的 3D 造影是诊断脑血管病非常好的技术,可以立体显示脑血管病变。

2. 脑血管造影术局部皮下血肿形成原因及预防要点　血肿形成原因包括凝血功能异常或使用了抗凝药物;术中反复穿刺股动脉,或者穿刺时刺穿股动脉并同时累及股动脉的分支;术后股动脉穿刺处压迫止血方法不当、时间不足,及患者出现剧烈咳嗽、便秘等腹压增加症状;穿刺侧

下肢过早负重活动等。预防的方法有术前明确患者无凝血功能障碍,根据手术时间合理控制肝素用量;尽量减少股动脉穿刺次数;术后按压部位准确,按压时间不少于 15min;嘱患者避免剧烈咳嗽,卧床时间不小于 24h。少量出血可用机械压迫法处理。血肿多为自限性,可自行吸收。

(赵振华)

第四章 心血管介入诊疗技术

【学习目标】

1. 掌握 冠状动脉造影术的适应证和常用投照体位。
2. 熟悉 冠状动脉粥样硬化性心脏病经皮冠状动脉介入治疗的适应证。
3. 了解 冠状动脉造影术的常见并发症。

【重点与难点】

(一)心血管介入诊疗技术

心血管疾病介入诊疗技术是指在医学影像设备引导下,通过经皮穿刺血管等介入方法对人体冠状动脉和心脏病变进行诊断或者治疗的一门临床医学学科,又称为介入心脏病学(interventional cardiology),简称心脏介入。心脏介入主要包括冠心病的介入诊疗技术、先天性心脏病的介入诊疗技术和心律失常的介入诊疗技术等。

冠状动脉粥样硬化性心脏病(简称冠心病)的诊断方法包括临床症状、心电图、运动试验、动态心电图、核素心肌成像、冠状动脉造影、血管内超声检查及心肌酶学检查等。其中冠状动脉造影术是诊断冠心病的"金标准",目的是显示冠状动脉及其分支的解剖结构和各种病变的形态、程度、位置,能准确地判断冠状动脉病变的存在,确定病变的程度和范围,指导临床治疗方案的选择,还可以通过显示受损害血管数量及受损心肌的范围,准确的判断预后。

(二)冠状动脉造影术的适应证

1. 胸闷、胸痛、心悸等不适,临床考虑冠心病;临床症状不典型,但心电图有缺血改变者,为进一步明确诊断及治疗。
2. 年龄超过 45 岁,需行心脏重大手术(如心脏换瓣术)者。
3. 有典型心绞痛症状或心肌梗死病史,在冠状动脉成形术或冠状动脉搭桥术前。
4. 怀疑冠状动脉畸形如冠状动静脉瘘等。
5. 不明原因的心律失常和左心功能不全,通过行冠状动脉造影进行辨别诊断。
6. 急性心肌梗死拟行急诊介入治疗手术前或静脉溶栓后评价溶栓效果。

(三)冠状动脉造影术的投照体位

冠状动脉造影的不同的投照体位可以从多个角度观察冠状动脉形态。

1. 左冠状动脉造影 投照体位一般有六个。

(1)左肩位(左前斜 30°+头 30°):主要显示左主干(LM),左前降支(LAD)的中远段,对角支开口及近段,回旋支(LCX)中远段。

(2)正头位(正位+头 30°):主要显示左主干开口,左前降支中远段对角支。

(3)右肩位(右前斜 30°+头 30°):主要显示前降支的中远段及间隔支,回旋支的中远段。

(4)肝位(右前斜 30°+足 30°):主要显示左主干,前降支近段和回旋支全段及其分支。

(5)正足位(正位+足 30°):主要显示左主干,前降支近段,回旋支。

（6）蜘蛛位（左前斜45°+足30°）：主要显示左主干,前三叉,前降支的近段及开口部和回旋支。

2. 右冠状动脉造影　投照体位一般有三个。

（1）左前斜45°：最常用,可显示右冠状动脉近、中、远段,只是分叉后的血管重叠,不易区分。

（2）正位+头25°：主要显示右冠状动脉远段,后降支及后侧支及分支,特别是显示后三叉开口非常清楚。

（3）右前斜30°：主要显示右冠状动脉中段及其主要分支。

（四）冠状动脉造影术的常见并发症

1. 严重心律失常　包括严重窦性心动过缓、房室传导阻滞和频发室性早搏等。心动过缓可术前皮下注射阿托品0.5mg或术中静脉推注,保持心率60次/min以上;频繁出现室性早搏应给予利多卡因;若发生室颤应立即电击除颤,并予以心脏复苏处理。

2. 心绞痛　紧张、疲劳、导管刺激等都可引起心绞痛发作。退导管至升主动脉,给予硝酸甘油,吸氧,使心绞痛症状消失后再继续操作。

3. 动脉夹层　导管或引导钢丝在插入过程中可损伤血管壁,造成夹层。血管迂曲的老年人尤易发生。

4. 斑块脱落及气泡栓塞　发生部位在脑、肾、肠系膜、冠状动脉、肢体动脉等。积极使用扩血管药或溶栓药;大量冠状动脉内气栓时,冠状动脉内高压输入患者自体动、静脉血;可以通过肝素化、导管推进时用J形导丝引路等预防。

5. 穿刺局部并发症　包括出血、血肿、动静脉瘘、假性动脉瘤和前臂骨筋膜室综合征等。

6. 对比剂过敏反应及急性肾损伤　使用非离子型低渗透压对比剂可明显降低发生率。

7. 急性心肌梗死　少见。冠状动脉发生痉挛、导管堵塞冠状动脉开口、导管造成的冠状动脉夹层或斑块、血栓堵塞血管等都可引起。术前肝素化处理有助于预防心肌梗死,梗死发生后可在冠状动脉内注射硝酸甘油0.2mg。

8. 死亡　造影的死亡发生率一般小于0.1%。其常见原因是严重的左主干或三支病变造成大面积急性心肌梗死或室颤。

（五）冠心病的治疗

冠心病治疗包括内科药物、介入治疗、外科手术等,经皮冠状动脉成形术(PTCA)及支架植入术是常用的治疗方法。

1. 冠心病支架植入术的适应证

（1）药物治疗效果不佳的慢性稳定性心绞痛或不稳定性心绞痛,有明确的心肌缺血证据,单支或多支病变,左室的功能良好。

（2）药物治疗有效的心绞痛,但运动试验阳性者。

（3）急性冠状动脉综合征及心肌梗死者。

（4）PCI及外科旁路术(CABG)后的再狭窄病变,尤其是伴有临床症状者。

（5）溶栓治疗后残留的严重管壁狭窄,或者临床症状缓解不明显者。

（6）移植心脏的冠状动脉严重狭窄者。

（7）左主干病变不宜冠状动脉旁路移植术者。

（8）有外科手术禁忌或要经历大的非心脏手术的冠心病患者。

2. 相对禁忌证

（1）无保护左冠状动脉主干病变或等同病变,一般来讲左冠状动脉主干狭窄>50%,首选冠状动脉搭桥效果更好。

（2）弥漫性病变。

（3）完全闭塞病变>6 个月。

（4）病变<50%的狭窄。

（5）急性心梗非梗死相关血管。

（6）下列情况须慎重使用冠状动脉内支架术:有出血性疾病或有出血倾向不适合长期抗血小板治疗的患者,血管严重成角或严重扭曲估计支架植入困难者,小血管长病变,存在大量血栓,严重钙化病变球囊扩张不满意,心肌桥。

【习题】

[名词解释]

1. 心血管介入诊疗技术

2. 冠状动脉造影术

[填空题]

1. 心血管介入诊疗技术包括_____、_____和_____等。

2. 冠状动脉造影显示冠心病好发部位分别为_____、_____和_____,病变以局限性或节段性者居多。

3. 冠状动脉管腔内径狭窄可以分为四度,分别为_____、_____、_____和_____,即轻、中、重度狭窄和阻塞。

4. 冠状动脉造影可能出现的并发症有_____、_____、_____、_____、_____、_____和_____。

[选择题]

（一）A1 型题

1. 诊断冠心病的"金标准"是

    A. 动态心电图　　　　　　　B. 运动试验　　　　　　　C. 冠状动脉造影

    D. 心肌酶学检查　　　　　　E. 核素心肌成像

2. 可以做冠状动脉造影术的是

    A. 不明原因左心功能不全　　　　　B. 严重心、肝、肾功能不全

    C. 发热及感染性疾病　　　　　　　D. 碘制剂过敏和凝血功能障碍者

    E. 低钾血症

3. 冠状动脉支架植入术最常见的并发症是

    A. 急性心肌梗死　　　　　　　　　B. 冠状动脉夹层、痉挛及急性闭塞

    C. 持续性心绞痛　　　　　　　　　D. 心室纤颤

    E. 心包压塞

4. 必须慎重使用冠状动脉内支架术的是

    A. 弥漫性病变　　　　　　　B. 完全闭塞病变>6 个月　　　C. 左主干病变

    D. 存在大量血栓　　　　　　E. 分叉病变

（二）A2 型题

1. 患者,女,50 岁,近期出现胸闷、胸痛、心悸等不适,心电图有缺血改变。为明确诊断,考虑进一步检查的方法是

    A. 动态心电图　　　　　　　B. 运动试验　　　　　　　C. 冠状动脉造影

    D. 心肌酶学检查　　　　　　E. 核素心肌成像

2. 患者,女,40 岁,胸部憋闷,活动后加剧。冠状动脉造影示左冠状动脉主干狭窄 70%。该患者首选的治疗方法是

    A. 冠状动脉搭桥   B. 冠状动脉支架植入术

    C. 保守治疗   D. 抗血栓治疗

    E. 抗凝治疗后再行支架植入术

3. 患者,男,55 岁,因反复劳力性胸前区疼痛住院行冠状动脉造影检查。行右冠状动脉造影时,术者不慎将气体推入患者右冠状动脉,患者立即出现剧烈胸痛,随后大叫一声,意识丧失,心电监护示心室颤动。此时应立即采取的措施是

    A. 将造影导管撤离右冠状动脉开口

    B. 通过造影导管向右冠状动脉内推注自体血液

    C. 立即胸外心脏按压

    D. 立即静脉推注利多卡因

    E. 立即电击除颤

(三) A4 型题

1. 患者,女,68 岁,有典型的心绞痛症状,心电图显示广泛前壁缺血,准备行冠状动脉造影术。

(1) 首先选择进入人体的血管是

    A. 左侧股动脉   B. 右侧股动脉   C. 桡动脉

    D. 左侧股静脉   E. 右侧股静脉

(2) 插入动脉鞘后,最常使用行冠状动脉血管造影术的导管是

    A. Sones 导管   B. TIG 导管   C. Judkins 导管

    D. Amplatz 导管   E. Siemens 导管

(3) 投照体位可以不做的是

    A. 左肩位   B. 肝位   C. 蜘蛛位

    D. 右肩位   E. 左斜位

(4) 操作过程中患者突然出现意识不清,一侧肢体偏瘫,首先考虑出现的并发症是

    A. 严重心律失常   B. 心绞痛   C. 急性心肌梗死

    D. 异位栓塞   E. 心包压塞

(5) 冠状动脉造影示左冠状动脉前降支狭窄 70%。该患者首选的治疗方法是

    A. 冠状动脉搭桥   B. 冠状动脉支架植入术

    C. 保守治疗   D. 抗血栓治疗

    E. 抗凝治疗后再行支架植入术

2. 患者,男,55 岁,心前区压榨性疼痛 2h,大汗,心电图显示广泛前壁缺血。

(1) 该患者首选的处理方法为

    A. 冠状动脉搭桥术   B. 冠状动脉造影术

    C. 外科手术治疗   D. 冠状动脉支架植入术

    E. 抗血栓治疗后再行支架植入术

(2) 术前应使用的药物是

    A. 硝酸盐类和钙拮抗剂   B. 血管紧张素转换酶抑制剂

    C. 洋地黄类及利尿剂   D. 溶栓剂

    E. 阿司匹林和氯吡格雷

（3）术后需要处理的是

    A. 拔除动脉鞘   B. 抗血栓形成   C. 预防并发症

    D. 预防心律失常   E. 预防出血

（4）操作完毕后，患者突然再次出现心前区疼痛。首先考虑出现的并发症是

    A. 严重心律失常   B. 心绞痛   C. 急性冠状动脉闭塞

    D. 异位栓塞   E. 心包压塞

（5）治疗完成，术后必须服用的药物是

    A. 硝酸盐类   B. 钙拮抗剂   C. 洋地黄类及利尿剂

    D. 抗血小板聚集类   E. 血管紧张素转换酶抑制剂

（四）X型题

1. 冠状动脉造影术的应用范围包括

    A. 胸闷、胸痛、心悸等不适，临床考虑冠心病

    B. 临床症状不典型，但心电图有缺血改变者

    C. 对年龄超过45岁，需行心脏重大手术者

    D. 怀疑冠状动脉畸形如冠状动静脉瘘等

    E. 严重左心、肾功能不全者

2. 冠心病支架植入术的适应证主要有

    A. 心绞痛患者，冠状动脉造影显示血管局限性狭窄，狭窄程度>70%

    B. PTCA及外科旁路术后的再狭窄病变，伴有临床症状者

    C. 多支血管呈弥漫性狭窄

    D. 移植心脏的冠状动脉严重狭窄

    E. 溶栓治疗后残留的严重管壁狭窄

3. 冠心病行冠状动脉造影后，在临床工作中不适合支架植入的情况有

    A. 血管严重成角或严重扭曲估计支架植入困难者

    B. 小血管长病变

    C. 溶栓治疗后残留的严重管壁狭窄

    D. 移植心脏的冠状动脉严重狭窄

    E. 心肌桥

[简答题]

1. 冠状动脉造影的适应证。

2. 简述介入放射学在心血管疾病中的临床应用范围。

[论述题]

冠状动脉硬化性心脏病支架植入术的适应证，相对禁忌证和禁忌证。

【习题参考答案】

[名词解释]

1.（略）

2. 冠状动脉造影术是诊断冠心病的"金标准"，目的是显示冠状动脉及其分支的解剖结构和各种病变的形态、程度、位置，能准确地判断冠状动脉病变的存在，可以确定病变的程度和范围，还可以通过显示受损害血管数量及受损心肌的范围，准确的判断预后。

[填空题]

1. 冠心病的介入诊疗技术　先天性心血管病的介入诊疗技术　心律失常的介入诊疗技术

2. 左冠状动脉前降支　右冠状动脉　左旋支的近心段和中段

3. <50%　50%~70%　70%~90%　100%

4. 严重心律失常　心绞痛　动脉夹层　斑块脱落及气泡栓塞　穿刺局部并发症　对比剂过敏反应及急性肾损伤　急性心肌梗死　死亡

[选择题]

（一）A1 型题

1. C　　2. A　　3. B　　4. D

（二）A2 型题

1. C　　2. A　　3. E

（三）A4 型题

1. （1）C　（2）B　（3）E　（4）D　（5）B

2. （1）B　（2）E　（3）A　（4）C　（5）D

（四）X 型题

1. ABCD　　　2. ABDE　　　3. ABE

[简答题]

1~2.（略）

[论述题]

（略）

（石　磊）

第五章　外周血管介入诊疗技术

【学习目标】

1. 掌握　下肢动脉闭塞症、主动脉瘤、主动脉夹层、下肢深静脉血栓的介入治疗适应证。

2. 熟悉　外周血管介入治疗的操作步骤。

3. 了解　外周血管介入治疗的并发症及处理。

【重点与难点】

（一）主动脉夹层腔内修复术

主动脉夹层介入治疗即血管腔内覆膜支架植入术,也称血管腔内修复术。其适应证:

1. Stanford A 型中的逆行性夹层,破口位于降主动脉。

2. Stanford B 型夹层合并重要脏器缺血,主动脉破裂或迫近破裂,顽固性高血压,药物不能缓解的持续疼痛等。

3. 急性发作期胸主动脉最大直径≥4cm 或者慢性期胸主动脉最大直径≥5cm,内膜破裂口距左锁骨下动脉开口 1.5cm 以上。

（二）腹主动脉瘤腔内修复术

在主动脉瘤中,以腹主动脉瘤最常见,在临床实践中主要应用于如下情况:

1. 腹主动脉瘤症状(压痛或腹部/背部疼痛、有栓塞证据以及破裂)。

2. 腹主动脉瘤（AAA）直径≥5.5cm 或 AAA 在 6 个月内的扩大超过 0.5cm。

3. 肾动脉开口水平以下的腹主动脉瘤且解剖结构适合行腔内修复术。

（三）下肢动脉硬化闭塞症的介入治疗

血管腔内介入治疗下肢动脉硬化闭塞症的方法包括经皮腔内血管成形术、血管腔内支架技术、激光辅助腔内成形术、机械性硬化斑块切除术和超声消融术等。主要技术是经皮腔内血管成形术和血管腔内支架技术。

1. 适应证 Fontaine 分期Ⅱ期以上、血管狭窄程度>70%、静息状态下跨狭窄压差>10mmHg，或者患侧动脉直接注射硝酸甘油 100~200μg 或罂粟碱 10~20mg 后的跨狭窄压差>10~20mmHg，以上合并如下情况之一：

（1）单处狭窄或闭塞<15cm，未累及腘窝以下腘动脉。

（2）单处或多处病变且流出道血流不连续，以致无法用血管旁路术改善血流。

（3）严重钙化狭窄<5cm。

（4）单处腘动脉狭窄。

2. 操作步骤

（1）选择入路：髂动脉狭窄病变选择同侧股动脉，髂动脉闭塞选择对侧股动脉或肱动脉，股腘动脉病变选择对侧股动脉，膝下动脉病变选择同侧股动脉。

（2）闭塞段开通：髂动脉、股动脉狭窄段多采用单弯导管配合 0.89mm（0.035in）泥鳅导丝进行开通。腘动脉及以下动脉可采用血栓抽吸导管配合 0.36mm（0.014in）、0.46mm（0.018in）导丝进行开通。

（3）球囊扩张：球囊直径应与狭窄近端或远端的正常动脉直径相匹配；也可使用规格稍小的 1~2mm 的球囊，球囊的长度以超出狭窄段长度的 2~3mm 为宜。下肢动脉狭窄闭塞症球囊一般不选用快速交换球囊。

评价疗效标准：病变动脉直径恢复>70%、跨狭窄压差<10mmHg，血流通畅；不必苛求狭窄段完全恢复到血管原始管径，避免过度扩张导致的血栓形成和血管破裂。

（4）支架植入。

3. 主要并发症 包括扩张血管破裂、动脉穿孔、远端动脉分支栓塞、支架断裂及移位等。

（四）下腔静脉滤器置入术

深静脉血栓形成可以导致致命的肺栓塞。下腔静脉滤器是为预防腔静脉系统栓子脱落引起肺栓塞而设计的一种器械。包括上腔静脉滤器和下腔静脉滤器，其中后者临床应用最为广泛。下腔静脉滤器的问世对于预防和治疗肺动脉栓塞起到了十分重要的作用。其临床实践中主要应用于如下情况：

1. 已经发生肺栓塞或下腔静脉及髂静脉、股静脉、腘静脉血栓形成的患者，有下述情况之一：禁忌抗凝治疗；出现抗凝治疗的并发症；抗凝治疗失败（足量抗凝治疗的同时仍复发肺栓塞及无法达到治疗剂量的抗凝）。

2. 肺栓塞同时存在下肢深静脉血栓形成。

3. 髂静脉、股静脉或下腔静脉内有游离漂浮血栓或大量血栓。

4. 诊断为易栓症且反复发生肺栓塞。

5. 急性下肢深静脉血栓形成，欲行经导管溶栓或切开取栓术。

6. 严重创伤，伴有或可能发生下肢深静脉血栓形成。

7. 临界性心肺功能储备伴有下肢深静脉血栓形成。

8. 慢性肺动脉高压伴高凝血状态。

9. 高危险因素患者,如肢体长期制动、重症监护。

10. 老龄、长期卧床伴高凝血状态。

（五）下腔静脉滤器取出术

原则上讲,下肢静脉血栓导致肺栓塞的诱因去除后最好将下腔静脉滤器取出。因为滤器长期置入后会有一些并发症的发生。下腔静脉滤器取出前应详细阅读产品说明书。因不同生产厂家和不同产品,滤器取出的时间长短不一。其临床实践中主要应用于如下情况:

1. 临时性滤器或可取出滤器。

2. 滤器置入术后时间未超出说明书规定的期限。

3. 造影证实腘、股、髂静脉及下腔静脉内无游离漂浮血栓和新鲜血栓或经治疗后上述血管内血栓消失。

4. 预防性置入滤器后,经其他治疗已经不需要滤器保护。

（六）下肢静脉经导管接触性溶栓术

经导管接触性溶栓术可明显降低溶栓剂的用量,减少颅内及内脏出血并发症的发生,是介入治疗深静脉血栓形成(DVT)的重要手段,也是进一步行经皮机械性血栓清除术、经皮腔内血管成形术及支架植入术的基础。

根据插管入路不同,经导管接触性溶栓术可分为顺行溶栓和逆行溶栓。对于髂静脉、股静脉血栓,推荐同侧腘静脉穿刺行顺行溶栓或经颈内静脉、健侧股静脉穿刺行逆行溶栓。对于股腘静脉血栓推荐经患侧小腿深静脉穿刺,或者经健侧股动脉穿刺插管至患侧股动脉行顺行溶栓。

1. 适应证

（1）中央型或混合型急性期 DVT。

（2）中央型或混合型亚急性期 DVT。

（3）髂静脉、股静脉 DVT 慢性期或后遗症期急性发作。

2. 操作步骤

（1）血管造影:显示栓塞部位、血栓长度,及血管狭窄和侧支循环状况。

（2）溶栓药物灌注:将溶栓导管插入血栓内行溶栓药物灌注。常用方法:

1）小剂量慢速滴注法,经导管给予尿激酶 5 000U/h。

2）大剂量快速滴注法,经导管以 4 000U/min 速度注入尿激酶。

（3）溶栓治疗过程中的监测:包括造影监测和凝血功能监测。

（4）溶栓治疗的终止

1）血栓基本或全部溶解,管腔恢复通畅。

2）出现严重并发症如内出血、失血性休克、药物过敏反应等。

3）连续溶栓治疗 24~48h,仍未见血栓溶解。

4）继续溶栓未能改善症状,并且会错失手术治疗时机造成肢体或重要脏器功能丧失。

5）溶栓治疗过程中造成其他重要脏器如脑血管、肾动脉急性栓塞等。

【习题】

[名词解释]

1. 外周血管介入诊疗技术

2. 主动脉夹层

3. 血管腔内覆膜支架植入术

4. 主动脉瘤

5. 下肢动脉硬化闭塞症

6. 下腔静脉滤器

7. 经导管接触性溶栓术

[填空题]

1. 主动脉夹层根据夹层解剖学的形态结构,有_____和_____两种分型。

2. 目前常用的支架分为_____和_____两大类。

3. 主动脉瘤根据其所在部位可分为_____和_____,最常见的是_____。

4. 下肢动脉硬化闭塞症常用的治疗方法包括_____、_____和_____。

5. 下肢动脉硬化闭塞症的血管腔内介入治疗方法包括_____、_____、_____、_____和_____等。

6. 下肢动脉的分支主要包括_____、_____、_____、_____、_____和_____。

7. 下腔静脉滤器是为预防腔静脉系统栓子脱落引起_____而设计的一种器械。

8. 下腔静脉滤器可分为_____和_____滤器两种。

9. 根据插管入路不同,经导管接触性溶栓术可分为_____和_____。

[选择题]

(一) A1 型题

1. 血管成形术的适应证不包括

    A. 局限性血管闭塞　　　　B. 肢体动脉狭窄性病变　　　　C. 肾动脉狭窄

    D. 凝血机制异常　　　　E. 冠状动脉狭窄

2. 经导管动脉内溶栓治疗过程中最应严密监测的是

    A. 血常规　　　　B. 心、肺功能　　　　C. 肝、肾功能

    D. 出血、凝血功能　　　　E. 血糖

3. 主动脉夹层在主动脉血管造影的直接征象是

    A. 主动脉壁增厚　　　　B. 双腔改变影像　　　　C. 溃疡样充盈缺损

    D. 多发真腔　　　　E. 主动脉瓣关闭不全

4. 不符合主动脉瘤在主动脉造影时的表现的是

    A. 双腔改变影像

    B. 主动脉局限性扩张

    C. 主动脉增宽、迂曲,梅毒性动脉瘤多见

    D. 升主动脉根部动脉瘤可伴主动脉瓣关闭不全

    E. 真性动脉瘤表现为囊状、梭形或混合扩张

5. 下腔静脉滤器分为

    A. 永久性滤器　　　　　　　　　B. 暂时性滤器

    C. 可回收滤器　　　　　　　　　D. 永久性和暂时性滤器

    E. 可回收滤器和不可回收滤器

6. 下腔静脉滤器置入的作用是

    A. 预防下腔静脉栓塞　　　　B. 预防门静脉栓塞　　　　C. 预防髂静脉栓塞

    D. 预防肺栓塞　　　　E. 预防脑栓塞

7. 下腔静脉滤器适合于

    A. 存在抗凝治疗的禁忌证　　　　　　B. 不存在抗凝治疗的禁忌证

    C. 下腔静脉直径过大　　　　　　D. 下腔静脉直径过小

E. 门静脉直径过小

8. 置入下腔静脉滤器可能并发症是

    A. 无肺栓塞发生　　　　B. 复发性肺栓塞　　　　C. 下腔静脉正常

    D. 滤器位置正常　　　　E. 下腔静脉扩张

9. 主动脉夹层支架植入术所需的支架类型是

    A. 覆膜支架　　　　　　B. 冠状动脉支架　　　　C. 下肢股浅动脉狭窄支架

    D. 裸支架　　　　　　　E. 塑料支架

10. 为防止下肢静脉血栓形成导致的肺栓塞可采取的措施是

    A. 支架　　B. 鞘管　　C. 滤网　　D. 刺鞘　　E. 保护伞

11. 在选择入路时,髂动脉狭窄病变多选择

    A. 对侧股动脉　　　　　B. 髂动脉　　　　　　　C. 同侧股动脉

    D. 股腘动脉　　　　　　E. 腘动脉

12. 下腔静脉滤器置入术中滤器一般放在下腔静脉

    A. 髂静脉开口下缘以下　B. 肾静脉开口下缘以下　C. 腘静脉开口上缘以上

    D. 髂静脉开口上缘以上　E. 肾静脉开口下缘以上

(二) A2 型题

1. 患者,男,38 岁,左股骨下段恶性肿瘤切除、腘动静脉人工血管搭桥术后 1d,术后出现左小腿血运差,局部皮温低,足背动脉搏动消失,行左下肢动脉造影,见左股动脉中下段梗阻,远端未能显影。该患者首选治疗方法为

    A. 外科手术切除　　　　　　　　B. 足背静脉滴注尿激酶溶栓

    C. 动脉导管内溶栓　　　　　　　D. 口服抗凝药物

    E. 经导管股静脉溶栓

2. 患者,男,50 岁,剧烈胸痛伴血压升高 2d,MRI 示 Stanford B 型主动脉夹层。该患者首选治疗方法为

    A. 腔内覆膜支架修复术　B. 内科保守治疗　　　　C. 球囊扩张术

    D. 人工血管置换术　　　E. 血管成形术

3. 患者,女,80 岁,腹痛 1d 入院。体检时,腹部扪及搏动性肿块,CTA 示腹主动脉瘤并累及髂总动脉,拟行腔内支架治疗。应选择支架类型是

    A. 直管状支架　　　　　B. 分叉状支架　　　　　C. 网状支架

    D. 环状支架　　　　　　E. 缠绕状支架

4. 患者,男,70 岁,高血压病史 15 年,控制欠佳,突发胸背部刀割样疼痛 6h,心电图无明显异常。首先应考虑的疾病是

    A. 气胸　　　　　　　　B. 食管癌　　　　　　　C. 急性心肌梗死

    D. 主动脉夹层　　　　　E. 肺栓塞

5. 患者,男,60 岁,抽烟史 40 余年,高血压病史 10 余年,左下肢疼痛不适逐渐加重,间歇性跛行 2 年,休息后症状可完全缓解,再次行走后症状复现。CTA 检查示左侧股、腘及以远动脉多发狭窄,考虑左侧下肢动脉硬化闭塞症。下一步应首选的治疗是

    A. 止痛治疗　　　　　　B. 动脉旁路术治疗　　　C. 降血压治疗

    D. 动脉内膜剥脱术　　　E. 血管腔内成形术

6. 患者,男,65 岁,腹部 CT 发现腹主动脉瘤,CTA 提示瘤体最大直径>5cm,合并左髂内动脉

瘤样扩张。今日行腹主动脉瘤腔内修复术,术后常见并发症不包括

    A. 发热　　　　　　　　　B. 支架移位　　　　　　　　C. 内漏

    D. 肺栓塞　　　　　　　　E. 出血

7. 患者,男,42 岁,左下肢肿胀 4d 余,B 超证实左髂股静脉血栓形成,欲行取栓再通术。术前需进行介入治疗的手术是

    A. 上腔静脉滤器植入术　　B. 下腔静脉滤器植入术　　C. 髂静脉滤器植入术

    D. 锁骨下静脉滤器植入术　E. 门静脉滤器植入术

8. 患者,女,28 岁,产后 1 周,左下肢肿胀 4d,B 超诊为左髂股静脉血栓形成,欲行取栓术。取栓之前需行介入治疗手术是

    A. 左髂股静脉滤器植入术　B. 上腔静脉滤器植入术　　C. 下腔静脉滤器植入术

    D. 肾静脉滤器植入术　　　E. 锁骨下静脉滤器植入术

9. 患者,女,35 岁,子宫切除术后 2 周,左小腿肿胀 3d,B 超诊断为左小腿血栓形成,欲行静脉取栓术。术前应行介入治疗的手术是

    A. 下腔静脉滤器植入术　　B. 右髂股静脉滤器植入术　C. 上腔静脉滤器植入术

    D. 左髂股静脉滤器植入术　E. 锁骨下静脉滤器植入术

10. 患者,男,56 岁,因右侧股骨颈骨折在骨科卧床行下肢牵引 1 个月余,约 5d 前出现右侧腹股沟区疼痛,伴右侧下肢肿胀。超声检查示右侧股静脉内血栓形成。1d 前突然出现胸痛伴咳嗽、咳痰,痰中带血。胸部 CT 示右肺下段肺动脉栓塞。该患者应该首先进行的处理方法是

    A. 经导管股静脉溶栓　　　　　　　B. 下腔静脉滤器置入术

    C. 股静脉切开取栓术　　　　　　　D. 足背静脉,静脉滴注尿激酶溶栓

    E. 口服抗凝药物

(三) A4 型题

1. 患者,女,35 岁,左下肢疼痛伴皮温低 1d,超声检查示左股动脉远段闭塞,考虑急性血栓形成。

(1) 首选的治疗方法是

    A. 静脉溶栓　　　　　　　B. 导管内动脉溶栓　　　　C. 口服阿司匹林

    D. 外科血管切除术　　　　E. 超声消融术

(2) 选择动脉溶栓时,首选选择进入人体的血管是

    A. 右侧股动脉　　　　　　B. 左侧股动脉　　　　　　C. 桡动脉

    D. 肱动脉　　　　　　　　E. 左侧足背动脉

(3) 动脉溶栓时,最常使用的溶栓药物为

    A. 尿激酶　　　　　　　　B. 链激酶　　　　　　　　C. 组织纤溶酶原活化剂

    D. 巴曲酶　　　　　　　　E. 蝮蛇抗栓酶

2. 患者,男,66 岁,高血压病史 10 余年,突发胸背部疼痛 4h,呈刀割或撕裂样疼痛,心电图检查无明显异常,给予止痛药物对症治疗,疼痛减轻。

(1) 首先应考虑的疾病是

    A. 急性心肌梗死　　　　　B. 气胸　　　　　　　　　C. 食管癌

    D. 主动脉夹层　　　　　　E. 肺栓塞

(2) 下一步首选检查方法是

    A. 数字 X 射线摄影　　　　B. 强化 CT　　　　　　　C. B 超

    D. 强化 MRI　　　　　　　E. PET-CT

（3）行相关辅助检查后,病变确诊为 Stanford B 型,下一步最适合的治疗是

  A. 止痛治疗　　　　　　　B. 外科手术治疗　　　　　　C. 降血压治疗

  D. 继续观察　　　　　　　E. 覆膜支架植入

（四）X 型题

1. 在利用球囊血管成形术治疗血管狭窄性病变时,禁忌的是

  A. 肢体血管局限性狭窄　　　　　　　　B. 肢体闭塞血管长度超过 15cm

  C. 肢体血管严重钙化性狭窄　　　　　　D. 股总动脉或股浅动脉慢性完全闭塞

  E. 腘动脉慢性完全闭塞

2. 下肢动脉硬化闭塞症行球囊扩张支架成形术时,其常见并发症为

  A. 扩张血管破裂　　　　　B. 动脉穿孔　　　　　　　　C. 远端动脉分支栓塞

  D. 支架断裂、移位　　　　E. 血管夹层

3. 经导管周围动脉内溶栓术,常使用的溶栓药物为

  A. 尿激酶　　　　　　　　　　　　　B. 阿司匹林

  C. 组织型纤溶酶原激活物　　　　　　D. 链激酶

  E. 低分子肝素

4. 主动脉瘤可以分为

  A. 真性主动脉瘤　　　　　B. 假性主动脉瘤　　　　　　C. 夹层动脉瘤

  D. 主动脉扩张　　　　　　E. 以上都是

5. 下腔静脉滤器置入术的适应证包括

  A. 肺栓塞同时存在下肢深静脉血栓形成者

  B. 经股静脉途径置入时,双侧股静脉、髂静脉和下腔静脉内有血栓

  C. 髂、股静脉或下腔静脉内有游离漂浮血栓或大量血栓

  D. 诊断为易栓症且反复发生肺栓塞者

  E. 急性下肢深静脉血栓形成,欲行经导管溶栓和切开取栓手术者

6. 下腔静脉滤器置入术常见并发症包括

  A. 穿刺部位出血　　　　　B. 腔静脉狭窄或闭塞　　　　C. 滤器移位

  D. 滤器倾斜　　　　　　　E. 滤器展开不良

7. 下腔静脉滤器取出术常见并发症包括

  A. 取出失败　　　　　　　B. 下腔静脉穿孔　　　　　　C. 大出血

  D. 顽固性心律失常　　　　E. 下肢静脉淤滞

[简答题]

1. 腹主动脉瘤腔内修复术治疗适应证。

2. 简述主动脉夹层 DeBakey 分型与 Stanford 分型。

3. 置入下腔静脉滤器后的疗效评价。

4. 下腔静脉滤器置入术的适应证。

5. 下腔静脉滤器取出术适应证。

6. DVT 的临床分型。

7. 下肢动脉硬化闭塞症介入治疗的适应证。

[论述题]

1. 胸主动脉夹层覆膜支架修复术的适应证与禁忌证。

2. 下腔静脉滤器取出术注意事项。

【习题参考答案】

[名词解释]

1. 外周血管介入诊疗技术指在医学影像设备引导下,经血管穿刺途径对除颅内血管和心脏冠状血管以外的其他血管进行诊断治疗的技术。

2. 主动脉夹层指血液通过主动脉内膜裂开进入主动脉壁内,导致血管壁分层,形成由内膜片分隔的真假"双腔"主动脉。

3. 血管腔内覆膜支架植入术也称血管腔内修复术,是通过植入覆膜支架封闭内膜撕裂口,阻断真假腔之间血流的交通,从而使假腔血栓化,压缩假腔、扩张真腔的介入治疗技术。

4. 主动脉病理性的扩张,超过正常血管直径的50%,称之为主动脉瘤。

5. 下肢动脉硬化闭塞症是由于下肢动脉粥样斑块形成,引起动脉狭窄、闭塞,而导致肢体慢性缺血,主要表现为下肢间歇性跛行、静息痛、溃疡或坏疽。

6. 下腔静脉滤器是为预防腔静脉系统栓子脱落引起肺栓塞而设计的一种器械。

7. 经导管接触性溶栓术是介入治疗下肢深静脉血栓的重要手段,也是进一步行经皮机械性血栓清除术、经皮腔内血管成形术及支架植入术的基础。

[填空题]

1. DeBakey 分型　Stanford 分型

2. 球囊扩张支架　自膨式支架

3. 胸主动脉瘤　腹主动脉瘤　腹主动脉瘤

4. 药物治疗　手术治疗　介入治疗

5. 经皮腔内血管成形术　血管腔内支架术　激光辅助腔内成形术　机械性硬化斑块切除术　超声消融术

6. 股动脉　腘动脉　胫前动脉　胫后动脉　腓动脉　足背动脉　足底动脉

7. 肺栓塞

8. 永久性　临时性

9. 顺行溶栓　逆行溶栓

[选择题]

（一）A1 型题

1. D　2. D　3. B　4. A　5. D　6. D　7. A　8. B　9. A　10. C

11. C　12. B

（二）A2 型题

1. C　2. A　3. B　4. D　5. E　6. D　7. B　8. C　9. A　10. B

（三）A4 型题

1.（1）B　（2）A　（3）A

2.（1）D　（2）B　（3）E

（四）X 型题

1. BCDE　2. ABCDE　3. ACD　4. ABC　5. ACDE　6. ABCDE

7. ABDE

[简答题]

1.（略）

2. 主动脉夹层 DeBakey 分型与 Stanford 分型　①DeBakey 分型:Ⅰ型内破口位于升主动脉,

而夹层范围广泛;Ⅱ型内破口位于升主动脉,夹层范围局限于升主动脉;Ⅲ型内破口位于降部上段(锁骨下动脉远端),夹层范围局限者为Ⅲa,广泛者为Ⅲb。②Stanford分型:凡是累及升主动脉的夹层均为A型,余未累及升主动脉的夹层为B型。

3. 置入下腔静脉滤器后的疗效评价 下腔静脉滤器置入效果的指标是肺动脉栓塞的发生率。一般认为,置入下腔静脉滤器后肺动脉栓塞的发生率为2%～5%。因大多数滤器置入后的肺动脉栓塞没有症状且较难诊断。所以,滤器置入后肺动脉栓塞发生率实际上要高于此值。

4~5. (略)

6. DVT的临床分型 按部位分:①周围型,腘静脉及小腿深静脉血栓形成。②中央型,髂股静脉血栓形成。③混合型,全下肢深静脉血栓形成。按严重程度分:①常见型DVT。②重症DVT,包括"股青肿"(下肢深静脉严重淤血)和"股白肿"(伴有下肢动脉持续痉挛)。

7. (略)

[论述题]

1. 胸主动脉夹层覆膜支架修复术的适应证与禁忌证

(1) 适应证

1) Stanford A型中的逆行性夹层,破口位于降主动脉。

2) Stanford B型夹层合并重要脏器缺血,主动脉破裂或迫近破裂,顽固性高血压,药物不能缓解的持续疼痛等。

3) 夹层急性发作期胸主动脉最大直径≥4cm或者慢性期胸主动脉最大直径≥5cm,内膜破裂口距左锁骨下动脉开口1.5cm以上。

(2) 禁忌证

1) 原发破口或初始病变距离左锁骨下动脉≤1cm。

2) 髂一股动脉严重狭窄或扭曲不适合于导载系统的进入。

3) 并发心包压塞、升主动脉和主动脉弓分支血管累及、严重的主动脉瓣反流。

4) 锚定区严重粥样硬化病变或者锚定区直径≥38mm。

5) 主动脉弓与降主动脉的夹层成锐角。

2. 下腔静脉滤器取出术注意事项

(1) 在选择滤器时,应尽量选择临时性或可取出滤器,以降低由于滤器长期置入引起下腔静脉阻塞的概率。

(2) 可取出滤器取出前行超声或造影检查,如果发现下腔静脉内仍有较多的新鲜血栓,则应放弃取出滤器的计划,以避免滤器取出术中发生致命性肺动脉栓塞。

(3) 可取出滤器置入时间如超过规定的期限,一般不宜取出,以避免取出困难、撕脱覆盖滤器的新生内皮而导致的下腔静脉内膜损伤。

(4) 可取出滤器的取出钩如嵌顿在下腔静脉内膜内,取出滤器非常困难。术前造影评估尤显重要,必要时可做多角度下腔静脉造影。

(5) 任何情况下均不应强行拽出滤器,以避免下腔静脉管壁撕裂伤而导致大出血。

(宋 剑)

第六章 综合介入诊疗技术

【学习目标】

1. 掌握 综合介入诊疗技术定义;肝癌肝动脉化疗栓塞术和完全植入式静脉给药装置的适

应证。

2. 熟悉 肝癌肝动脉造影的 DSA 表现;肝癌微波消融与多极射频消融之间的比较;肝癌冷冻消融与微波和射频的比较。

3. 了解 肝癌合并症的介入治疗;肝癌经动脉化疗栓塞术并发症与处理;完全植入式静脉给药装置的并发症及处理。

【重点与难点】

(一)综合介入诊疗技术

综合介入诊疗技术是指除神经血管介入、心血管介入和外周血管介入技术以外其他介入诊疗技术的总称,主要包括非血管疾病介入诊疗技术和肿瘤介入诊疗技术。

(二)肝癌经动脉化疗栓塞术适应证

1. 患者的肝功能分级,即 Child-Pugh A 级或 B 级。

2. ECOG 评分 0~2。

3. 预期生存期大于 3 个月。

4. 肿瘤情况

(1)首选临床分期为Ⅱb期、Ⅲa期肝癌。

(2)可以手术切除,但由于其他原因(如高龄、严重肝硬化等)不能或不愿接受手术、局部消融治疗的Ⅰb期和Ⅱa期肝癌。

(3)部分有肝外转移的Ⅲb期肝癌,预计通过 TACE 治疗能控制肝内肿瘤生长而获益。

(4)巨块型肝癌,肿瘤占整个肝脏的比例<70%。

(5)门静脉主干未完全阻塞,虽然完全阻塞但门静脉代偿性侧支血管丰富,或者通过门静脉支架置放可以复通门静脉血流的肝癌。

(6)肝癌破裂出血及肝动脉-门静脉分流造成门静脉高压出血。

(7)高危因素包括肿瘤多发、合并肉眼/镜下癌栓、姑息性切除、术后 AFP 等肿瘤标志物未降至正常范围等。肝癌患者手术切除后,预防性 TACE 以期早期发现和治疗残癌或复发灶。

(8)肝癌手术切除后复发。

(9)肝癌肝移植术后复发。

(10)肝癌手术前的减瘤治疗,以降低肿瘤分期,为Ⅱ期手术切除或肝移植创造机会。

(三)肝癌经动脉化疗栓塞术并发症与处理

1. 术中胆心反射(迷走神经反射) 这是由于化疗栓塞导致患者肝区缺氧、疼痛,刺激胆道血管丛的迷走神经所引起的一种严重不良反应。患者表现为严重胸闷、心率减慢、心律不齐、血压下降,严重者可导致死亡。术前可给予阿托品或山莨菪碱预防,如术中患者出现迷走神经反射症状,可给予吸氧、静脉推注阿托品、用多巴胺升血压等措施治疗。

2. 术中过敏 主要指对比剂及化疗药物引起的急性过敏反应,症状较轻者表现为术中恶心、呕吐、荨麻疹等,较重的过敏表现为低血压、支气管痉挛、喉头水肿等,可危及生命。可术前给予止吐药、地塞米松静脉滴注预防。术中出现急性重度过敏反应,予面罩吸氧,肾上腺素(1:1 000)0.1~0.3mg 肌内注射,支气管痉挛者给予 β_2 受体激动剂气雾剂吸入或地塞米松10mg 静脉推注。

3. 穿刺部位相关的并发症 包括穿刺部位出血、血肿、股动脉的假性动脉瘤形成、股动脉过于压迫导致的下肢缺血或坏死。术后如果发现穿刺部位出血,应该重新压迫止血;如果有血肿较小,可以重新压迫血肿部位并动态观察;如果血肿较大,要手术清除血肿。如果超声检查发现股动脉假性动脉瘤,一般采用压迫的方法,经过几日的时间可以使假性动脉瘤消失。如果发现穿刺侧下肢发凉、疼痛、颜色变白,要考虑是否有下肢动脉狭窄或闭塞。此时,应该行超声检查下肢动脉,一旦诊断为下肢动脉狭窄或闭塞,要行下肢动脉造影和成形术。

4. 异位栓塞 与操作不当有关,也与肝癌所致潜在动静脉瘘有关。预防方法:

(1) 控制 TACE 中的碘油用量,一次碘油用量不超过 20ml。

(2) 对于肝动~静脉瘘者,尽量少用或不用碘油直接栓塞。

(3) 对于巨大、血管丰富的肿瘤,栓塞后加用明胶海绵条栓塞肝动脉主干,避免血流冲刷使碘油漂移。

(4) 对于高风险患者,用栓塞微球等固体栓塞剂替代碘油。

(5) 有先天性心脏病如房缺、室缺等使用碘油要慎重,一旦怀疑碘油异位脑栓塞发生,应及时对症处理。

5. 骨髓抑制 表现为术后化疗药物所致的白细胞、血小板或全血细胞减少,可用口服与针剂升白细胞和血小板药物,必要时给予输全血。

6. 肝脓肿、胆汁瘤 术后患者出现肝脓肿,应给予抗生素或经皮穿刺引流;对于胆汁瘤可经皮穿刺引流。对于高危患者(如有胆道手术史)应预防性使用抗生素。

7. 肝功能衰竭 表现为血清胆红素及丙氨酸转氨酶(ALT)、天冬氨酸转氨酶(AST)等指标异常升高。这种情况应在原有保肝药物的基础上,调整和加强用药。

8. 上消化道出血 为应激性溃疡出血或门静脉高压性出血。应激性溃疡出血给予止血药及制酸药。门静脉高压性出血除给予止血药及制酸药外,还需使用降低门脉压力的药物(如醋酸奥曲肽)。若大量出血,需用三腔管压迫止血,或者急诊内镜下注射硬化剂和/或结扎曲张静脉团。仍不能止血时,可急诊给予经皮穿刺,行胃冠状静脉(胃左静脉)及胃底静脉栓塞术或急诊行 TIPS。

9. 肾衰竭 见于有肾脏疾病、肾脏手术史、高血压、糖尿病、痛风病史者,可能与对比剂及化疗药物应用有关。术前应充分询问病史,根据患者病情调整用药,CT、MR 能显示清楚的应尽可能避免重复造影。术前应充分水化。必要时需血液透析。

10. 术中出血 常因血管粥样硬化严重及操作不当引起动脉夹层或破裂出血,予覆膜支架覆盖损伤段血管或对于肝内分支动脉采用医用胶或弹簧圈栓塞止血。

(四)肝癌合并症的介入治疗

1. 肝癌合并门静脉癌栓的治疗 肝癌合并门静脉癌栓(PVTT)的出现标志着肿瘤已属晚期。在我国依据癌栓侵犯门静脉的具体范围分别为 4 型。

Ⅰ型:癌栓累及门静脉中的二级且包括以上分支。

Ⅱ型:累及门静脉中的一级分支。

Ⅲ型:累及门静脉主干。

Ⅳ型:累及肠系膜上静脉。

手术切除是肝癌合并 PVTT Ⅰ、Ⅱ型患者的首选,并有可能获得根治机会的方法。PVTT Ⅲ型患者可根据癌栓情况选择手术、TACE 或放疗加 TACE 降期后行手术切除。

(1) 对于癌栓未完全阻塞门静脉主干或完全阻塞,但已形成向肝性侧支循环,尤其是当癌灶只局限于肝段时,可视为 TACE 相对适应证。行肝节段性的 TACE 治疗是安全的,对 PVTT 也有一定疗效,可提高患者生存率。栓塞剂直径越小,对 PVTT 治疗效果越好、患者副反应越小。术中超选择性可提高疗效并减少肝脏损伤。在 TACE 治疗后留置导管或化疗泵,联合肝动脉持续灌注化疗或联合分子靶向药物治疗,可以提高肝癌及 PVTT 的疗效。^{90}Y(钇)微球放疗栓塞也有潜在的价值。

（2）无水乙醇注射、射频消融、微波消融、激光消融等局部消融治疗是 PVTT 的治疗选择之一，推荐局部消融治疗与 TACE 进行联合。

（3）经皮穿刺肝门静脉途径置放门静脉支架，降低门静脉压力，改善肝功能。

（4）TACE 治疗可联合对门静脉癌栓给予三维调强适形放疗或 γ 刀治疗，或者于门静脉内植入^{125}I 粒子条内放射或^{125}I 粒子支架治疗。

2. 肝癌合并肝动脉-门静脉分流或肝动脉-肝静脉分流治疗　又称肝动脉-门静脉瘘或肝动脉-肝静脉瘘治疗，这类动静脉瘘的治疗目的是尽可能地堵住瘘口。

对肝动脉-门静脉分流栓塞，治疗可以缓解门静脉高压，控制肿瘤向门静脉的生长。根据术中造影时肝动脉-门静脉显影的速度，可分为治疗快速型（显影时间 2s 之内）、中速型（显影时间 2~3s）和慢速型（显影时间 3s 以上）肝动脉-门静脉瘘。对于治疗快速型和中速型，不宜采用碘油化疗乳剂栓塞，可选用直径较大的颗粒，即 500~700μm 以上颗粒，如明胶海绵、弹簧圈、栓塞微球、PVA、n-BCA 等栓塞瘘口；中慢速型推荐 300~500μm 颗粒超选择性插管后再行栓塞治疗。

对于肝动脉-肝静脉分流治疗，推荐根据血流速度选择合适大小颗粒栓塞剂或弹簧圈进行治疗。栓塞的目的是减少肺转移及致死性肺动脉栓塞发生、治疗可能生长至下腔或心房内的瘤栓。

3. 肝癌合并下腔静脉癌栓/梗阻的治疗　肝癌合并下腔静脉癌栓的发生率达 0.7%~10.0%，多是由于肿瘤较大或进展直接侵犯、压迫所致。癌栓可来自副肝静脉或肝静脉，可造成巴德-基亚里综合征，脱落的癌栓可引起致死性肺动脉栓塞。若患者无临床症状，下腔静脉狭窄程度<50%，对肝内肿瘤按常规 TACE 治疗；若下腔静脉狭窄>50%，并伴有大量腹水、腹壁静脉扩张等下腔静脉梗阻表现时，应先置放金属内支架以开通下腔静脉并压迫癌栓以防脱落。针对局限性下腔静脉癌栓，可考虑联合放疗或^{125}I 粒子条治疗。

4. 肝癌破裂出血的治疗　手术切除与肝动脉栓塞术对肝癌破裂出血均有较好的效果。但手术切除受患者病情的影响，如患者血压较低，临近休克状态。在此种情况下，经导管肝动脉栓塞术是首选的方法；而且栓塞术的止血效果好。

（五）肝癌微波消融与射频消融的比较

1. 共同点　使肿瘤组织产生局部高温（70~95℃），从而使肿瘤组织及邻近的可能被扩散的组织凝固坏死，坏死组织在原位被机化或吸收。

2. 输出功率　微波消融输出能量大。微波频率为 2 450MHz，射频频率为 500MHz 左右。

3. 消融范围　微波消融范围更大。微波消融是主动性消融，而射频消融是被动性消融。微波在体内的传导不需要依赖组织的导电性，受组织碳化及血流灌注影响小、温度上升快、消融范围更大。

4. 消融肿瘤的大小　微波消融可双刀同时使用，不会出现射频消融过程中相互干扰现象。因此，微波消融更能消融较大体积的肿瘤。

5. 消融时间　微波在消融同样大小肿瘤的情况下，基本只需要多极射频一半左右时间。而术中多极射频因为要多次打开和收回伞状电极，所以过程将大大地增加手术时间。微波消融的手术时间大大地少于多极射频，可有效降低麻醉的风险和其他不必要的手术风险。

6. 受血流的影响　微波消融受血流灌注引起的冷却效应的影响小。因此，靠近血管的肿瘤靶区也能做到均匀灭活。射频消融相对微波消融温度较低，因此受血流的影响很大。

7. 消融的边缘　微波消融边界圆滑，清晰；射频消融边界多为锯齿状，不如微波清晰，不利于术后评价。另外受 pad(负极板)的影响,多极射频只适合做深部的实体肿瘤,而微波电极因为是单极,所以也可用于浅表肿瘤的治疗。

8. 电极穿刺操作中的复杂程度　首先微波电极是不需要 pad 的;而多极射频一定要在患者的大腿或臀部贴一个 pad。pad 贴的是否到位直接影响多极射频的消融范围,并且要求患者体内不能有供心脏使用的仪器。其次相对于微波电极的一针穿刺到位,多极射频在术中要多次反复的打开和回收电极,大大地增加了手术的复杂度。又因为在肿瘤组织内伸缩电极,因肿瘤组织质的不同,电极的形态不可能像在空气中打开一样完美,所以必然影响消融形态。

9. 消融风险　两种消融方法在现有影像引导方式下的风险不同。无论 CT、超声或其他影像导向方式都是在 2D 的图像下进行引导。微波的单针电极在 2D 图像下完全没有风险;而多极射频的伞状电极是立体打开的,所以在 2D 图像下医生不能完全掌握所有电极的伸展方向。在肿瘤紧邻多个脏器或血管较多、较复杂的情况下,多极射频存在较大险,手术禁忌证较多。

(六)肝癌冷冻消融与热消融的比较

1. 对于直径>3cm(尤其是>5cm)的肿瘤,微波消融时间短、消融范围广,明显优于其他两种消融方式。此外,微波受血流灌注影响小,更适合治疗邻近大血管的肿瘤。

2. 冷冻消融形成的"冰球"边界清晰,易于监测,可应用于邻近危险脏器肺部肿瘤。冷冻消融较少引起局部疼痛,对于肿瘤距离胸膜≤1cm 或有骨转移引起骨质破坏的肿瘤患者,冷冻消融明显优于微波和射频。

3. 冷冻消融在治疗过程中消耗患者的血小板。对于凝血功能差的患者,应避免使用冷冻消融。

(七)完全植入式静脉给药装置(TIVAD)(输液港)适应证

1. 肿瘤患者需要输注刺激性、细胞毒性药物,如化疗药物、靶向药物等。

2. 需要长期输注肠外营养等高渗性药物如短肠综合征等。

3. 需要长期或间断静脉输液治疗。

4. 需要反复输注血液制品。

5. 需要频繁血液采样监测。

(八)完全植入式静脉给药装置(TIVAD)(输液港)的并发症及处理

1. 出血　排除出血体质患者,防止穿刺时损伤动脉,术后适当药物止血,如局部血肿给予沙袋压迫。

2. 感染　可分为局部感染和系统性感染[导管相关性血行感染(CRBI)],多为革兰氏阳性菌(G^+菌)感染。严格的无菌操作和规范的维护可减少感染发生概率。一旦出现感染,根据血培养结果使用敏感抗生素,症状有恶化趋势考虑拔管。

3. 气胸　穿刺前胸部透视,观察穿刺区是否存在肺大疱,如果穿刺时出现气胸,应当继续在同侧操作,而不应改为对侧穿刺,以免出现双侧气胸引起严重的呼吸系统症状。术后吸氧、观察,必要时引流。

4. 气栓　如果患者出现明显呼吸急促、发绀、低血压和心前区涡轮样杂音,需要考虑静脉气体栓塞,应当立刻让患者左侧卧位,通过导管吸出气体,同时给予高浓度氧气吸入。

5. 导管夹闭综合征　是一种比较少见的并发症,源于锁骨和第一肋骨间骨性或肌性钳夹作用。可通过选取靠外侧点穿刺避免,如导管发生损伤或断裂需拔除导管。

6. 术后导管使用障碍　包括导管堵塞、扭曲、移位、破裂、脱落等,定期维护,及时发现,及时处理,做好宣教。

【习题】

[名词解释]

1. 肿瘤介入诊疗技术

2. TACE

3. 栓塞后综合征

4. 输液港

[填空题]

1. 综合介入诊疗技术包括＿＿＿＿＿＿技术和＿＿＿＿＿＿技术。

2. 肿瘤介入诊疗技术有＿＿＿技术和＿＿＿技术。

3. 肝癌常用的栓塞材料是＿＿＿、＿＿＿、＿＿＿和＿＿＿。

4. 肝癌血供主要来自＿＿＿。

5. 肝动脉最常见的起源变异类型是＿＿＿和＿＿＿。

6. 消融术包括＿＿＿、＿＿＿、＿＿＿、＿＿＿和＿＿＿。

7. 肝癌的综合治疗包括＿＿＿、＿＿＿、＿＿＿、＿＿＿和＿＿＿。

[选择题]

（一）A1 型题

1. 不属于肿瘤介入诊疗技术的是

　　A. 栓塞术　　　　　　　　B. 化疗药物灌注术　　　　　C. 消融术

　　D. 肿瘤的放射性粒子植入术　　E. 血管成形术

2. 不属于原发性肝癌经动脉化疗栓塞术适应证的是

　　A. 患者肝功能分级 Child-Pugh A 级或 B 级　　B. ECOG 评分 0~2

　　C. 预期生存期大于 3 个月　　　　　　　　　D. 肝功能 Child-Pugh C 级

　　E. 临床分期为 Ⅱb 期、Ⅲa 期肝癌

3. 原发性肝癌经动脉化疗栓塞术围手术期治疗不包括

　　A. 血糖控制　　　　　　　　B. 降血脂　　　　　　　　C. 保肝治疗

　　D. 控制血压　　　　　　　　E. 抗病毒治疗

4. 肝动脉起源可以有很多变异,最常见的肝动脉变异起源是

　　A. 肝固有动脉起自肠系膜上动脉　　　B. 肝右动脉起源于肝总动脉

　　C. 肝总动脉起源于肠系膜上动脉　　　D. 肝左动脉起自胃左动脉

　　E. 肝右动脉起自肠系膜上动脉

5. 肝动脉造影首选的导管是

　　A. RH 导管　　　　　　　　B. 单弯　　　　　　　　　C. Simmons 导管

　　D. Cobra 导管　　　　　　　E. 猪尾管

6. 不适合肝行 TACE 的栓塞材料是

　　A. 碘油　　　　　　　　　　B. Onyx　　　　　　　　　C. PVA 颗粒

　　D. 栓塞微球　　　　　　　　E. 弹簧圈

7. 肝癌的主要血供是

　　A. 门静脉　　　　　　　　　B. 脾动脉　　　　　　　　C. 肝动脉

　　D. 胃十二指肠动脉　　　　　E. 胃右动脉

8. 肝癌 TACE 治疗的机制是

A. 增加肿瘤血供　　　　　B. 肿瘤缺血坏死　　　　　C. 增加门脉供血

D. 加快肝静脉回流　　　　E. 阻止肝静脉回流

9. 不是肝癌栓塞后综合征的表现的是

A. 发热　　　B. 腹泻　　　C. 疼痛　　　D. 恶心　　　E. 呕吐

10. 腹腔干造影最常用的注射流速和总量为

A. 3ml/s,总量为 8ml　　　　B. 4ml/s,总量为 7ml　　　　C. 8ml/s,总量为 10ml

D. 10ml/s,总量为 12ml　　　E. 5~6ml/s,总量为 15ml

（二）A2 型题

1. 患者,男,52 岁,肝右叶肝细胞癌行 9 次 TACE 治疗,病灶缩小到 4cm,余处未发现新生灶。本次入院患者肝右动脉闭塞且甲胎蛋白（AFP）增高明显,MRI 示原发病灶内有新生肿瘤生长。考虑目前最适宜的介入治疗是

A. TACE　　　　　　　　　B. TAI　　　　　　　　　C. 门静脉支架成形术

D. 消融术　　　　　　　　E. PTA

2. 患者,男,39 岁,B 超和 CT 发现右肝 3cm×5cm 占位性病变,性质不明,AFP 阴性。对明确诊断最有帮助的检查是

A. MRI　　　　　　　　　B. 肝动脉造影　　　　　　C. 肝动脉造影+CT 检查

D. 动态观察 AFP 变化　　　E. 肝脏活组织检查

3. 患者近期发现肝大（肋下 4cm）,质硬,有大小不等的结节,伴低热、食欲缺乏、轻度黄疸,HBsAg（+）,ALT 401U/L,AFP 800nS/ml。下列最可能的是

A. 急性黄疸型肝炎　　　　B. 慢性活动性肝炎　　　　C. 大结节性肝硬化

D. 原发性肝癌　　　　　　E. 胆汁性肝硬化

4. 患者,男,73 岁,乙肝多年,查体发现肝占位,经 MRI 检查,被诊断为肝癌。病灶直径 2cm,包膜完整。患者不适宜手术。最适宜的介入治疗是

A. 经皮穿刺胆道引流术　　　　　　　B. 化疗药物灌注术

C. 肝动脉栓塞术　　　　　　　　　　D. 经皮穿刺肿瘤内无水乙醇注射术

E. 经皮经肝胆道支架植入术

（三）A4 型题

1. 患者,男,36 岁,右上腹隐痛、腹胀、消瘦、低热 4 个月,有慢性乙型肝炎病史 11 年。查体:巩膜无黄疸,右肝后叶 10cm 肿块、质硬。患者被诊断为原发性肝癌,准备行介入治疗。

（1）首先选择最佳的治疗方法是

A. 经导管动脉灌注栓塞术　　B. 射频消融术　　　　　C. 氩氦刀

D. 经皮穿刺导管引流术　　　E. 无水乙醇消融术

（2）肝动脉灌注栓塞术首选穿刺的血管是

A. 左侧股动脉　　　　　　　B. 右侧股动脉　　　　　C. 桡动脉

D. 左侧股静脉　　　　　　　E. 右侧股静脉

（3）首先选择的造影导管是

A. 椎动脉管　　　　　　　　B. Cobra 导管　　　　　C. 猪尾管

D. RH 导管　　　　　　　　E. Simmons 导管

（4）导管进入腹腔干动脉后再次选择最佳的造影血管是

A. 肝右动脉　　　　　　　　B. 肝左动脉　　　　　　C. 胃左动脉

D. 脾动脉　　　　　　　　　E. 肝固有动脉

（5）导管进入靶血管后,选择最常用的栓塞物质是

    A. n-BCA   B. Onyx   C. 明胶海绵条

    D. 碘油   E. 弹簧圈

2. 患者,男,58岁,因肝右叶肝细胞癌行 TACE 治疗多次。

（1）本次准备再行 TACE 治疗,结果术中发现有快速的肝动脉-门静脉瘘。目前最佳的处理方法是

    A. 碘油栓塞   B. $100\sim300\mu m$ 的 PVA 颗粒栓塞

    C. Onyx 栓塞   D. 弹簧圈栓塞

    E. 乙醇栓塞

（2）1个月后该患者复查,强化 CT 显示肝右叶肿瘤大小约6cm,门静脉右支癌栓累及门静脉中的二级以上分支,最佳的处理方式是

    A. 手术切除   B. 碘油栓塞   C. 微波消融

    D. 粒子植入   E. 分子靶向药物治疗

（四）X 型题

1. 肝动脉化疗栓塞术的适应证是

    A. 患者肝功能分级 Child-Pugh C 级

    B. 肝癌破裂出血及肝动脉-门静脉分流造成门静脉高压出血

    C. 肝癌手术切除后复发

    D. 首选临床分期为Ⅱb 期、Ⅲa 期肝癌

    E. 肝癌肝移植术后复发

2. 经导管肝动脉化疗栓塞术的并发症包括

    A. 急性肝功能衰竭   B. 肝外误栓   C. 门静脉主干癌栓

    D. 肝脓肿、败血症   E. 肝动脉闭塞

3. 肝癌的非血管介入治疗技术包括

    A. 微波消融   B. 射频消融   C. 氩氦刀消融

    D. 体外放疗   E. 乙醇消融

4. 肝癌行肝动脉化疗栓塞术,出现 TACE 抵抗的表现形式是

    A. 强化 CT 显示肿瘤内部分强化

    B. 肝内病灶连续2次或2次以上经超选择性 TACE（包括更改化疗药物及重新分析血管）治疗后1~3个月内,CT/MRI 复查提示有新发病灶

    C. 术后甲胎蛋白（AFP）持续升高（术后可能有一过性下降）

    D. 出现血管侵犯

    E. 出现肝外转移

5. 输液港置入的适应证包括

    A. 肿瘤患者需要输注刺激性、细胞毒性药物如化疗药物、靶向药物等

    B. 需要长期输注肠外营养等高渗性药物如短肠综合征等

    C. 需要长期或间断静脉输液治疗者

    D. 对输液港材料过敏

    E. 需要反复输注血液制品

6. 输液港置入的并发症包括

    A. 出血   B. 气栓   C. 气胸   D. 心力衰竭   E. 感染

[简答题]

1. 简述肝癌患者行 DSA 的影像表现。

2. 简述肝癌术后预防性 TACE 治疗的方法。

3. 简述肝癌如何进行后续的 TACE 治疗。

4. 简述冷冻消融与微波和射频的特点。

[论述题]

简述肝癌 TACE 术后如何随访。

【习题参考答案】

[名词解释]

1. 肿瘤介入诊疗技术指在医学影像设备引导下,经血管或非血管途径对肿瘤进行诊断和治疗的技术。

2. TACE 是经导管动脉化疗栓塞术,阻断肿瘤血供的同时用化疗药物局部注射,使肿瘤产生缺血坏死。

3. 栓塞后综合征指栓塞术后患者出现发热、疼痛、恶心和呕吐等。发热、疼痛的发生原因是肝动脉被栓塞后引起局部组织缺血、坏死;而恶心、呕吐主要与化疗药物有关。

4. 输液港也称作完全植入式静脉给药装置,是一种长期中心静脉输液通路,主要用于癌症患者细胞毒性或刺激性抗肿瘤药物静脉输注和静脉营养等治疗。输液港的使用明显提高了静脉通路的安全性,减少了重复穿刺带来的疼痛。

[填空题]

1. 非血管疾病介入诊疗技术　肿瘤介入诊疗技术

2. 血管内　非血管内

3. 碘油　栓塞微球　PVA 颗粒　明胶海绵颗粒

4. 肝动脉

5. 替代肝右动脉起自肠系膜上动脉　替代肝左动脉起自胃左动脉

6. 射频消融　微波消融　冷冻消融　高功率超声聚焦消融　无水乙醇消融

7. 手术　灌注　栓塞　消融　粒子植入　靶向药物

[选择题]

（一）A1 型题

1. E　2. D　3. B　4. E　5. A　6. B　7. C　8. B　9. B　10. E

（二）A2 型题

1. D　2. E　3. D　4. D

（三）A4 型题

1.（1）A　（2）B　（3）D　（4）A　（5）D

2.（1）D　（2）A

（四）X 型题

1. BCDE　2. ABDE　3. ABCE　4. BCDE　5. ABCE　6. ABCE

[简答题]

1. 肝癌患者行 DSA 的影像表现　供血动脉增粗迂曲;供血动脉末端发出新生紊乱的肿瘤血管。实质期可见肿瘤染色;动脉绕行(抱球征);部分肿瘤可显示异常的引流静脉、肝动脉与肝静脉/门静脉瘘。

2. 肝癌术后预防性 TACE 治疗的方法　肝癌切除术后 1 个月左右行首次肝动脉造影,若未发现复发灶,先行灌注化疗,再酌情注入 2~5ml 碘油栓塞。4 周后行碘油 CT 检查,以期达到早期发现和治疗小的复发灶作用。若无复发灶,则推荐分别间隔 6~8 周行第 2 次肝动脉预防性灌注化疗。

3. 肝癌后续的 TACE 治疗根据治疗的耐受性、疗效和需要进行后续的治疗。

原则上 TACE 治疗的 1 个周期应当包含 2 次 TACE,第 2 次 TACE 可以继续攻击相同的靶灶(即使第 1 次 TACE 治疗后的影像资料没有明显的反应)。如果病灶的体积较治疗前缩小,应该继续行 TACE 治疗。假如肿瘤体积保持不变,且 AFP 未继续升高,可以适当延长 TACE 治疗的间隔时间,若出现新的进展时再行 TACE 治疗,如果以前治疗的病灶出现进展或者没有治疗的其他肝区出现新的病灶时也要继续行 TACE 治疗。在 TACE 治疗的间隔期患者可以依据复查的肝、肾功能和血常规等指标同时选择免疫治疗与分子靶向治疗。对于肿瘤体积明显变小、且适合手术或者消融的患者应当及时采取手术或者消融治疗。

4. (略)

[论述题]

首次 TACE 后 3~6 周时行 CT 和/或 MRI、肿瘤相关标志物、肝肾功能和血常规检查。影像学检查推荐采用 MRI 或 CT 平扫加增强以更好评价肿瘤坏死、残存以及新的肝内外病灶。若影像结果显示肝脏的病灶碘油沉积浓密或肿瘤组织坏死且病灶无增大和无新发病灶,暂时可不继续行 TACE 治疗;反之则需要进行后续的 TACE 治疗。CT 平扫可以观察到碘油的沉积情况。

(卢　川)

第七章　在呼吸系统疾病中的应用

【学习目标】

1. 掌握　介入放射学在呼吸系统疾病中的应用,大咯血支气管动脉栓塞术的适应证。

2. 熟悉　支气管动脉的解剖、大咯血支气管动脉造影的 DSA 表现、经导管肺动脉溶栓的适应证与禁忌证。

3. 了解　大咯血支气管动脉栓塞术的操作步骤及常见并发症与处理、经导管肺动脉溶栓术的操作步骤。

【重点与难点】

(一)介入放射学在呼吸系统疾病中的应用

介入放射学在呼吸系统疾病中的应用包括非血管介入和血管内介入。非血管介入主要包括气管支架植入术、肺癌的消融术、肺和纵隔活检术等。血管内介入主要包括大咯血的支气管动脉栓塞术、肺动脉栓塞的肺动脉经导管溶栓术、肺癌的经导管支气管动脉灌注栓塞术、肺动静脉畸形的经导管栓塞治疗等。

(二)支气管动脉的解剖

肺动脉是肺内功能血管,支气管动脉是肺内营养血管。支气管动脉通常于第 5~6 胸椎水平,自胸主动脉发出,于双侧肺门入肺,伴行支气管呈放射状分布,沿途发出分支至气管、支气管、纵隔淋巴结、食管及肺内组织,远端供血至脏层胸膜。

支气管动脉最常见的解剖类型为左右各两支,右上支气管动脉与右侧第 3 肋间动脉共干起源于胸主动脉右侧壁,右下支气管动脉与左上支气管动脉共干起源于胸主动脉前壁,左下支气管动脉独立起源于胸主动脉前壁。

CTA 显示支气管动脉有着安全、无损伤、简便有效的优势。随着 CT 设备的发展,CTA 的图像更加清晰、细致,支气管动脉 CTA 的三维图像更加直观,对于疾病的诊断和介入治疗有重大的指导意义。CTA 可以同时清晰观察体循环动脉、肺动脉和胸部基础疾病情况。条件具备时,大咯血行支气管动脉栓塞术前必须行 CTA。

建议检查在 64 层及以上螺旋 CT 进行。首先行胸部 CT 平扫,然后经肘静脉以 4~5ml/s 的流速注入非离子型碘对比剂 100~120ml,注射后约 18s 进行扫描;也可应用 CT 峰值触发模式进行扫描,阈值点定于隆突水平胸主动脉,触发值为 100~120HU,触发后延迟 6s 进行扫描,扫描范围上至颈根部,下至第 2 腰椎。

(三)大咯血的介入治疗

大咯血通常指的是一次咯血量超过 100ml,或 24h 内咯血量超过 600ml 以上者,是呼吸系统常见急症。大咯血常见于呼吸系统疾病,如支气管扩张症、肺结核、支气管肺癌等;有时还可见于循环系统疾病(如主动脉夹层、大血管损伤等)、血液系统疾病及先天发育异常等。

1. 大咯血支气管动脉栓塞术的适应证

(1)内科治疗无效,需进行急救的大咯血患者。

(2)内科治疗复发,不宜或拒绝外科手术的大咯血患者。

(3)咯血经手术治疗后复发者,外科治疗无效或复发的大咯血患者。

(4)隐源性大咯血为明确诊断和治疗者。

2. 大咯血支气管动脉栓塞术的并发症及处理

(1)脊髓损伤为最严重的并发症,予以扩血管、营养神经和高压氧舱治疗,并加强功能锻炼。提高认识和超选择性插管以避开脊髓动脉是防止这类并发症最重要的措施。

(2)皮肤坏死和支气管食管瘘。

(3)部分患者可有低热、胸闷、胸痛、肋间痛、胸骨后烧灼感,以及吞咽困难、呃逆等,这些为常规栓塞后综合征及相应体循环动脉栓塞后缺血表现,一般无须特殊处理。严重者给予对症处理。

(4)支气管动脉栓塞后急性缺血可发生牵涉痛,表现为眼眶、前额、颞侧、上颌疼痛或牙痛,一般无须特殊处理,疼痛持续无缓解或较重者可给予镇痛治疗。

(5)经肺动脉操作时可致各种心律失常,术中应及时调整器械,严重者应撤出器械并行药物治疗,无效者行电复律。

(6)术后呼吸衰竭。肺功能较差者,术中应尽量避免同时末梢栓塞数量众多的体循环动脉分支,特别是膈肌等呼吸肌供血动脉,病理性体循环动脉分支数量较多时应适度增大所选栓塞颗粒直径。

(四)肺栓塞的介入治疗

肺栓塞是以各种栓子阻塞肺动脉或其分支为其发病原因的一组疾病或临床综合征的总称,包括肺血栓栓塞症(PTE)、脂肪栓塞综合征、羊水栓塞、空气栓塞、肿瘤栓塞等,其中 PTE 为肺栓塞的最常见类型。

1. 经导管肺动脉溶栓术的适应证

(1)不能接受全身溶栓或全身溶栓失败的大面积肺栓塞患者。

(2)有全身抗凝禁忌证的患者,如新近的外科手术、抗凝血药物严重过敏或特异性反应。

(3)全身溶栓无效或有显著出血风险的血流动力学不稳定的大面积肺栓塞患者的急救。

2. 经导管肺动脉溶栓术的禁忌证

（1）绝对禁忌证

1）活动性内出血。

2）近期自发性颅内出血。

3）近期脑或脊髓手术。

4）近期头颅骨折性外伤。

（2）相对禁忌证

1）10d 内外科大手术、不能用压迫止血部位的血管穿刺、器官活检。

2）15d 内严重创伤。

3）有活动性颅内病变,如动脉瘤、血管畸形等。

4）难以控制的高血压（收缩压≥180mmHg,舒张压≥110mmHg）。

5）创伤性心肺复苏。

【习题】

[名词解释]

1. 大咯血

2. 异位支气管动脉

3. 肺栓塞

[填空题]

1. 介入放射学在呼吸系统疾病中的应用包括_____介入和_____介入。

2. _____是肺内功能血管,_____是肺内营养血管。

3. 支气管动脉等体循环动脉栓塞治疗大咯血首选_____栓塞剂,肺动脉分支栓塞首选栓塞材料为_____。

4. 大咯血最主要责任血管为_____。

5. 结核空洞内_____,特称为 Rasmussen 动脉瘤。

6. _____是诊断肺动脉假性动脉瘤的首选无创检查方法。

7. 大咯血的责任血管除支气管动脉外,还可包括_____、_____、_____、_____、_____、_____、_____和_____等。

8. _____为肺栓塞的最常见类型。

[选择题]

（一）A1 型题

1. 不属于血管内介入诊疗技术的是

    A. 大咯血的支气管动脉栓塞术   B. 肺癌的消融术

    C. 肺动脉栓塞的经导管肺动脉溶栓术   D. 肺癌的经导管支气管动脉灌注栓塞术

    E. 肺动静脉畸形的经导管栓塞治疗

2. 不属于大咯血支气管动脉栓塞术的适应证的是

    A. 内科治疗无效,需进行急救的大咯血患者

    B. 内科治疗复发,不宜或拒绝外科手术的大咯血患者

    C. 大咯血内科治疗无效合并心衰的患者

    D. 咯血经手术治疗后复发者外科治疗无效或复发的大咯血患者

    E. 隐源性大咯血为明确诊断和治疗者

3. 大咯血支气管动脉栓塞术术前检查不包括

    A. 血常规　　　　　　　　B. 血生化　　　　　　　　C. 凝血指标

    D. CTA　　　　　　　　　E. 肺功能

4. 支气管动脉起源可以有很多变异,最常见的支气管动脉起源位置是

    A. 胸主动脉　　　　　　　B. 腹主动脉　　　　　　　C. 升主动脉

    D. 锁骨下动脉　　　　　　E. 主动脉弓

5. 支气管动脉造影首选的导管是

    A. RH 导管　　　　　　　B. 单弯　　　　　　　　　C. 猎人头导管

    D. Cobra 导管　　　　　　E. 猪尾管

6. 不适合支气管动脉栓塞的栓塞材料是

    A. 无水乙醇　　　　　　　B. Onyx　　　　　　　　　C. PVA 颗粒

    D. 栓塞微球　　　　　　　E. 弹簧圈

7. 大咯血最常见的责任血管是

    A. 肺动脉　　　　　　　　B. 肋间动脉　　　　　　　C. 胸廓内动脉

    D. 支气管动脉　　　　　　E. 膈肌下动脉

8. 支气管动脉栓塞最严重的并发症是

    A. 胸闷、胸痛　　　　　　B. 皮肤坏死　　　　　　　C. 支气管食管瘘

    D. 脊髓损伤　　　　　　　E. 膈肌麻痹

9. 肺栓塞的最常见类型是

    A. 脂肪栓塞　　　　　　　B. 肿瘤栓塞　　　　　　　C. 羊水栓塞

    D. 空气栓塞　　　　　　　E. 血栓栓塞

10. 肺栓塞经导管肺动脉溶栓术的作用不包括

    A. 恢复肺组织灌注　　　　B. 改善左心室功能　　　　C. 改善右心室功能

    D. 快速溶解血栓　　　　　E. 降低肺动脉压

（二）A2 型题

1. 患者,男,52 岁,发现双下肺支气管扩张症 10 年,高血压 5 年,3 年前曾咯血 50ml 一次,应用止血药物后好转。3d 前劳累后突发咯血 200ml,入院后行药物止血治疗,再发咯血 2次,每次约 300ml,适宜的治疗方法是

    A. 外科手术肺叶切除　　　B. 继续内科药物治疗　　　C. 气管镜下喷洒止血药物

    D. 支气管动脉栓塞　　　　E. 亚冬眠治疗

2. 患者,男,36 岁,左侧胫骨骨折外固定后 1 个月,左下肢肿胀 1 周,突发胸闷胸痛 1d,伴晕厥 1 次,血 D-二聚体升高。对明确诊断最有帮助的检查是

    A. MRI　　　　　　　　　B. 胸部 X 线摄片　　　　　C. 胸部 CT 平扫

    D. CTPA　　　　　　　　　E. 心电图检查

3. 患者,男,75 岁,下肢静脉曲张多年,既往十二指肠溃疡病史,突发胸闷不适 1 周,下肢静脉超声示双下肢肌间静脉血栓,血 D-二聚体升高,CTPA 见双侧肺动脉分叉处长条样充盈缺损。适宜的治疗方法是

    A. 全身溶栓　　　　　　　B. 经导管肺动脉溶栓术　　C. 全身抗凝治疗

    D. 行外科肺动脉切开取栓　E. 肺动脉球囊扩张成形术

（三）A4 型题

1. 女,66 岁,反复咯血 10 年加重 3d,咯血量最多 400ml/d,自服云南白药治疗,效果欠佳。20

年前曾患肺结核并规律口服抗结核药物,胸部 CT 示双上肺多发条索影伴钙化。

(1) 最佳治疗方法是

    A. 外科手术肺叶切除   B. 继续内科药物止血治疗

    C. 气管镜下喷洒止血药物   D. 支气管动脉栓塞

    E. 亚冬眠治疗

(2) 支气管动脉栓塞术首选穿刺的血管入路是

    A. 左侧股动脉   B. 右侧股动脉   C. 桡动脉

    D. 左侧股静脉   E. 右侧股静脉

(3) 行血管造影选择的导管是

    A. 椎动脉管   B. Cobra 导管   C. 猪尾管

    D. RH 导管   E. 猎人头导管

(4) 导管进入靶血管后,选择最常用的栓塞物质是

    A. n-BCA   B. 无水乙醇   C. PVA 颗粒

    D. 碘油   E. 弹簧圈

2. 患者,男,68 岁。因左肺鳞癌合并咯血行介入治疗。

(1) 术中造影发现有快速的支气管动脉-肺动脉分流,正确的处理是

    A. 碘油栓塞   B. PVA 颗粒栓塞   C. Onyx 栓塞

    D. 弹簧圈栓塞   E. 乙醇栓塞

(2) 1 个月后该患者复查,增强 CT 显示左肺肿瘤体积缩小伴中心坏死,空洞壁见一 5mm 直径肺动脉假性动脉瘤形成,正确的处理是

    A. 手术切除   B. 全身化疗   C. 微波消融

    D. 粒子植入   E. 载瘤肺动脉分支弹簧圈栓塞

(四) X 型题

1. 大咯血支气管动脉栓塞的禁忌证有

    A. 严重凝血功能障碍   B. 隐源性咯血   C. 对比剂过敏

    D. 严重肾功能不全   E. 无法避开脊髓动脉

2. 支气管动脉栓塞术前准备包括

    A. 完善各项检查   B. 患者准备   C. 抢救药品

    D. 抢救设备   E. 医患沟通

3. 呼吸系统疾病的非血管介入治疗技术包括

    A. 气管支架植入   B. 肺癌消融   C. 肺癌粒子植入

    D. 肿瘤穿刺活检   E. 肺栓塞溶栓

4. 异位支气管动脉常见起源部位有

    A. 主动脉弓底   B. 胸廓内动脉   C. 甲状颈干

    D. 肋颈干   E. 椎动脉

5. 经导管肺动脉溶栓绝对禁忌证包括

    A. 活动性内出血   B. 近期自发性颅内出血   C. 近期脑或脊髓手术

    D. 颅内动脉瘤   E. 近期头颅骨折性外伤

6. 肺栓塞肺动脉内溶栓术前检查应包括

    A. 脑电图   B. CTPA   C. 心脏超声

    D. 下肢静脉超声   E. 凝血功能

[简答题]

1. 大咯血支气管动脉造影出血的直接征象与间接征象。

2. 肺栓塞肺动脉造影的直接与间接征象。

[论述题]

1. 论述大咯血支气管动脉栓塞手术的注意事项。

2. 论述大咯血支气管动脉栓塞手术的并发症及处理。

【习题参考答案】

[名词解释]

1.（略）

2. 少数情况下,支气管动脉起源存在变异,称为异位支气管动脉或迷走支气管动脉。异位支气管动脉常见起源部位有主动脉弓底、锁骨下动脉近段及锁骨下动脉分支(甲状颈干、肋颈干、胸廓内动脉、椎动脉等)。

3.（略）

[填空题]

1. 非血管　血管内

2. 肺动脉　支气管动脉

3. PVA 颗粒　金属弹簧圈

4. 支气管动脉

5. 肺动脉假性动脉瘤

6. 多层螺旋 CT 血管造影

7. 肋间动脉　食管固有动脉　膈肌下动脉　胸廓内动脉　胸外侧动脉　甲状颈干　肋颈干　肺动脉

8. 肺血栓栓塞症

[选择题]

（一）A1 型题

1. B　2. C　3. E　4. A　5. D　6. A　7. D　8. D　9. E　10. B

（二）A2 型题

1. D　2. D　3. B

（三）A4 型题

1.（1）D　（2）B　（3）B　（4）C

2.（1）B　（2）E

（四）X 型题

1. ACDE　2. ABCDE　3. ABCD　4. ABCDE　5. ABCE　6. BCDE

[简答题]

1. 大咯血支气管动脉造影出血的直接征象是对比剂外溢,涂抹于肺组织或支气管腔内。肺动脉假性动脉瘤显影亦为出血直接征象。间接征象包括支气管动脉等体动脉不同程度的扩张、扭曲及分支血管增多紊乱、瘤样扩张、体肺循环分流等。

2. 肺栓塞肺动脉造影的直接征象有肺动脉内对比剂充盈缺损,伴或不伴轨道征的血流阻断;间接征象有肺动脉内对比剂流动缓慢,局部低灌注,静脉回流延迟等。

[论述题]

1. 大咯血支气管动脉栓塞手术的注意事项。

（1）支气管动脉等体循环动脉栓塞应用 PVA 颗粒直径应大于 300μm,过小直径的栓塞剂可造成组织缺血坏死或容易导致异位栓塞。非肿瘤病变不推荐应用微球栓塞。不推荐应用弹簧圈及液体胶栓塞支气管动脉主干。

（2）栓塞与肋间动脉共干的支气管动脉、肋间动脉、肋颈干、甲状颈干等血管病理性分支时,要尽量超选择性插管,避免误栓脊髓动脉。

（3）要避免末梢栓塞同侧胸廓内动脉和膈肌下动脉,防止膈肌麻痹导致呼吸衰竭。食管固有动脉勿过度栓塞,防止食管缺血坏死。

（4）需栓塞肺动脉分支时,术中操作要轻柔,避免器械刺激右心室诱发严重心律失常。

（5）发现肺动脉假性动脉瘤,应先行肺动脉分支栓塞,后行体循环动脉分支栓塞。

2. 大咯血支气管动脉栓塞手术的并发症及处理。

（1）脊髓损伤为最严重的并发症,予以扩血管、营养神经和高压氧舱治疗,并加强功能锻炼。提高认识和超选择性插管以避开脊髓动脉是防止这类并发症最重要的措施。

（2）皮肤坏死和支气管食管瘘,加强皮肤护理及支架植入。

（3）部分患者可有低热、胸闷、胸痛、肋间痛、胸骨后烧灼感,以及吞咽困难、呃逆等,这些为常规栓塞后综合征及相应体循环动脉栓塞后缺血表现,一般无须特殊处理。严重者给予对症处理。

（4）支气管动脉栓塞后急性缺血可发生牵涉痛,表现为眼眶、前额、颞侧、上颌疼痛或牙痛,一般无须特殊处理,疼痛持续无缓解或较重者可给予镇痛治疗。

（5）经肺动脉操作时可致各种心律失常,术中应及时调整器械,严重者应撤出器械并行药物治疗,无效者行电复律。

（6）术后呼吸衰竭。肺功能较差者,术中应尽量避免同时末梢栓塞数量众多的体循环动脉分支,特别是膈肌等呼吸肌供血动脉,病理性体循环动脉分支数量较多时应适度增大所选栓塞颗粒直径。

（汪立明）

第八章 在消化系统疾病中的应用

【学习目标】

1. 掌握 肝囊肿引流术、经皮经肝胆管引流术(PTCD)和经颈静脉肝内门体分流术(TIPS)的适应证与禁忌证。

2. 熟悉 PTCD、巴德-基亚里综合征介入治疗、TIPS 主要操作步骤。

3. 了解 脾栓塞术后并发症;消化道出血的 DSA 表现。

【重点与难点】

（一）超声引导下肝囊肿穿刺引流术

超声引导下肝囊肿穿刺引流术具有操作安全、简便、治愈率高、并发症少、创伤小、术后恢复快的优点,现已成为肝囊肿的首选治疗方法。常用的硬化剂为无水乙醇。

1. 适应证

（1）直径大于 3cm 的单发或多发的单纯性有临床症状的肝囊肿。

（2）肝囊肿合并囊内出血或感染。

（3）肝囊肿患者不适合手术。

（4）多囊肝压迫周围脏器导致腹痛、腹胀等症状，以及压迫胆道和胃肠道致梗阻。

（5）巨大肝囊肿或多房肝囊肿常需置管引流并硬化治疗。

（6）单纯囊肿型包虫囊肿。

2. 禁忌证

（1）有严重心、肝、肾功能不全，有明显凝血机制障碍、出血倾向。

（2）乙醇过敏，不宜行无水乙醇或含乙醇硬化剂治疗。

（3）囊肿与胆道有交通或先天性肝内胆管囊状扩张（Caroli 病）。

（4）疑为囊性肿瘤者或囊肿性质不明。

（5）肝包虫囊肿破入胆道、胸腹腔已塌陷，包虫囊肿囊内有显著钙化。

（二）消化道出血的动脉栓塞术

消化道出血经导管栓塞治疗可达到即刻止血的效果，该方法微创、简便，止血迅速有效，也可在造影明确部位后行手术治疗。当出血速度 >0.5ml/min 时，DSA 具有较高的检出率。消化道出血的常见血管造影表现为肿瘤血管、肿瘤染色、血管畸形、动静脉瘘、对比剂外渗等。

1. 适应证

（1）内科保守治疗无效。

（2）慢性、间歇性出血。

（3）急性出血，无休克表现，临床上允许暂不行外科手术。

（4）肿瘤性出血，不能或不愿接受手术治疗。

2. 禁忌证

（1）需先行栓塞止血，为手术治疗准备。出现休克的危重患者，需要急诊手术，抢救生命。

（2）肝、肾衰竭，凝血功能障碍，对比剂过敏。

（3）导管通路有血管瘤存在。

（三）经皮经肝胆管引流术（PTCD）

PTCD 包括外引流、内外引流和内引流。外引流是通过经皮经肝穿刺途径将引流管置入胆管内，把淤积胆汁引流至体外或十二指肠内，从而使胆道内压力降低，减轻黄疸。在胆道内外引流和胆道球囊扩张成形术的基础上，还可将扩张性金属内支架植入狭窄胆道，在有效减轻黄疸症状同时，避免携带外引流管，进一步提高患者生活质量。

1. 适应证

（1）恶性闭塞：各种胆管恶性狭窄闭塞，如手术不能切除的胆管癌、胰头癌，肝门部淋巴结肿大压迫胆管等，只要能够进行内引流术的大多数病例均适合。

（2）良性狭窄：球囊扩张术无效或难以成功时，以及复发的病例。

2. 主要禁忌证

（1）不可纠正的严重凝血机制障碍。

（2）同时合并胃十二指肠梗阻者。

（3）大量腹水为相对禁忌证。

3. 主要操作步骤

（1）选择穿刺点。

（2）局部麻醉。

（3）经皮胆道穿刺。

（4）经皮经肝胆道造影。

（5）放置引流管。

（6）胆道内支架放置。

（7）支架植入后处理。

4. 主要并发症

（1）胆道感染。

（2）胆道出血、腹腔出血。

（3）胆心反射。

（4）胆瘘、腹膜炎。

（5）胆汁渗出。

（6）引流管阻塞、移位。

（7）支架再狭窄。

（四）部分性脾动脉栓塞术

部分性脾动脉栓塞术是一种内科性脾切除,通过导管将栓塞物质注入脾动脉,栓塞脾部分终末动脉或毛细血管,使部分脾梗死,消除脾功能亢进同时又保留部分脾功能。其适应证:

（1）各种原因所致的脾功能亢进。

（2）门静脉高压所致的食管静脉曲张破裂出血。

（3）某些血液病如地中海贫血、特发性血小板减少性紫癜。

（4）戈谢病、霍奇金病。

（5）脾肿瘤。

（6）外伤后脾破裂出血。

部分性脾动脉栓塞术并发症有栓塞后综合征、脾脓肿、左下胸腔积液、肺炎、误栓和门静脉血栓形成。

（五）巴德-基亚里综合征介入治疗

巴德-基亚里综合征（Budd-Chiari syndrome）指由肝静脉或其开口以上的下腔静脉阻塞引起的以门静脉高压或门静脉和下腔静脉高压为特征的一组疾病。临床常表现为腹痛、腹腔积液、肝大、肝区触痛及黄疸等。传统治疗方法为外科手术,目前介入治疗已几乎完全取代了外科手术治疗,为首选方法。介入治疗不仅可开通阻塞的下腔静脉,更为重要的是开通阻塞的肝静脉。通过巴德-基亚里综合征介入治疗,绝大多数门脉高压症状可有效缓解。下肢水肿、腹水、肝大及静脉曲张等临床症状可能消失或不同程度减轻。

1. 适应证

（1）肝静脉开口处膜性或节段性阻塞。

（2）下腔静脉膜性或节段性阻塞。

（3）肝静脉和下腔静脉成形术后再狭窄。

（4）下腔静脉和门静脉肝外分流术后分流道阻塞。

（5）下腔静脉和肝静脉阻塞远端合并陈旧性附壁血栓。

2. 主要操作步骤

（1）麻醉与经皮穿刺。

（2）诊断性血管造影。

（3）"开通"穿刺。

（4）球囊扩张。

（5）血管内支架植入。

（6）下腔静脉阻塞合并血栓处理。

（六）经颈静脉肝内门体分流术（TIPS）

经颈静脉肝内门体分流术是治疗肝硬化门静脉高压、食管胃底静脉曲张破裂出血的一项介入性治疗技术。该手术集穿刺、血管成形、支架植入等多项介入技术为一体。

1. 适应证

（1）急性食管静脉曲张出血。

（2）预防食管静脉曲张再出血。

（3）胃静脉曲张出血。

（4）顽固性腹腔积液、肝性胸腔积液和肝肾综合征。

（5）巴德-基亚里综合征。

（6）门静脉血栓。

2. 绝对禁忌证

（1）充血性心力衰竭或重度瓣膜性心功能不全。

（2）难以控制的全身感染或炎症。

（3）Child-Pugh 评分>13 分或终末期肝病评分>18 分。

（4）重度肺动脉高压。

（5）严重肾功能不全。

（6）快速进展的肝衰竭。

（7）肝弥漫性恶性肿瘤。

（8）对比剂过敏。

3. 主要操作步骤

（1）颈内静脉穿刺。

（2）肝静脉插管造影。

（3）门静脉穿刺。

（4）建立门腔通道。

（5）球囊导管扩张术及血管内支架植入术。

（6）门体侧支血管的栓塞。

4. 并发症

（1）手术相关并发症。

（2）支架功能障碍。

（3）肝性脑病。

【习题】

[名词解释]

1. 经皮经肝胆道内支架植入术

2. 部分性脾栓塞术

3. 巴德-基亚里综合征

4. 经颈静脉肝内门体分流术

5. 阻塞性黄疸

6. 胆心反射

[填空题]

1. 肝穿刺活检技术主要应用于_____、_____和_____等疾病的诊断和鉴别诊断。

2. 肝穿刺活检的主要并发症有_____、_____、_____及其他并发症。

3. 肝囊肿穿刺硬化术临床上常用的硬化剂为_____。

4. 肝囊肿囊腔容量过大时,注入无水乙醇量不宜超过_____,避免一次注射量过多引起乙醇中毒。

5. 支架选择极为重要,治疗食管气管瘘时需要应用_____,以封堵瘘口。

6. 食管狭窄放置支架两端均应超出病灶_____左右,治疗食管瘘时适当增加支架长度。

7. 一般消化道出血可按腹腔动脉、_____、_____、_____的顺序来检查出血点,下消化道出血常规检查_____及髂内动脉。

8. 消化道出血的典型 DSA 表现为对比剂从_____和_____。

9. 消化道各部位出血的栓塞治疗首选_____。

10. 经皮经肝胆道引流术是胆道梗阻介入治疗的基本技术,引流方式包括_____、_____和_____。

11. 经皮经肝胆道内支架植入术是在胆道内外引流和胆道_____的基础上,将可扩张性金属内支架植入狭窄胆道。

12. 门静脉高压合并脾功能亢进时预期栓塞程度为_____,地中海贫血时约为_____。

13. 脾栓塞术后最严重的并发症为_____。

14. BCS 的治疗大体上分为_____和_____两大类。对膜性狭窄患者可以采用_____。

15. 巴德-基亚里综合征介入治疗时支架直径应大于下腔静脉直径的_____。

16. 经颈静脉肝内门体分流术集_____、_____、_____等多项介入技术为一体。

17. 肝囊肿硬化术中,当怀疑囊肿与胆系相通时,应行_____,确定_____后才可注入无水乙醇。

18. 血管造影和经导管栓塞治疗不但实现了快速查明_____、诊断_____的目的,而且达到了_____的效果,已广泛应用于临床出血的诊疗。

19. _____、_____、_____、特发性出血和_____所致出血应选用暂时性栓塞材料。

20. 超声导向经皮经肝胆道引流术中,应尽量选择_____、_____、_____的外周胆管行穿刺。

21. 巴德-基亚里综合征血管内支架植入术中选用支架长度应_____狭窄段长度,支架跨越肝静脉或副肝静脉开口时应使用_____支架,直径应大于下腔静脉狭窄部位血管直径的_____。

[选择题]

（一）A1 型题

1. 超声与 CT 引导下的肝活检术相比,优点是
　　A. 操作灵活　　　　　B. 完整切割　　　　　C. 动态实时
　　D. 快速　　　　　　　E. 无辐射损伤

2. 肝穿刺活检术后最常见的并发症为
　　A. 疼痛　　　　　　　B. 出血　　　　　　　C. 感染
　　D. 胆汁性腹膜炎　　　E. 皮下血肿

3. 超声引导下肝囊肿硬化术最常用的硬化剂为
　　A. 鱼肝油酸钠　　　　B. 醋酸　　　　　　　C. 无水乙醇
　　D. 碘油　　　　　　　E. 平阳霉素

4. 食管狭窄时预扩张球囊直径应比将要植入的支架直径小,一般为

A. 1mm   B. 1～2mm   C. 2～3mm

D. 3～4mm   E. 4～5mm

5. 关于食管支架植入术的描述错误的是

    A. 支架直径一般选用16～25mm

    B. 食管纵隔瘘者需要应用覆膜支架

    C. 良性狭窄植入支架以可回收支架为主

    D. 防反流式支架可有效防止反流性食管炎发生

    E. 放置支架两端均应超出病灶2cm以上

6. 胃肠道出血常用的栓塞剂是

    A. 碘油   B. 弹簧圈   C. 明胶海绵

    D. 自体血凝块   E. PVA颗粒

7. 选择性动脉造影一般可以发现的最小出血速度为

    A. 0.3ml/min   B. 0.4ml/min   C. 0.5ml/min

    D. 0.6ml/min   E. 0.8ml/min

8. 不是胆管狭窄支架植入术的禁忌证的是

    A. 明显出血倾向   B. 大量腹水   C. 肝衰竭

    D. 胆管广泛性狭窄   E. 胆管恶性狭窄

9. 为了预防左侧胸腔积液的发生,最好栓塞脾动脉的

    A. 上极   B. 中极   C. 下极

    D. 上极或中极   E. 上极、中极或下极

10. 脾部分栓塞术后最常见的并发症为

    A. 出血   B. 感染   C. 栓塞综合征

    D. 脾脓肿   E. 肝衰竭

11. 对膜性狭窄的巴德-基亚里综合征患者一般采用

    A. 外科手术   B. 球囊扩张   C. 支架植入

    D. 球囊扩张和支架植入   E. 以上均可

12. 对于巴德-基亚里综合征的介入治疗,描述错误的是

    A. 对于不同分型可以采取球囊扩张成形或支架植入术

    B. 长节段性狭窄一般需要行支架植入术

    C. 术后应给予抗凝药物治疗

    D. 术后回心血量减少

    E. 出院前及出院后应复查下腔静脉及肝静脉血管彩超

13. TIPS主要操作技术之一是建立肝内血管通道。该肝内通道为

    A. 肝静脉和门静脉   B. 肝动脉和肝静脉   C. 肝静脉和下腔静脉

    D. 肝动脉和下腔静脉   E. 门静脉和下腔静脉

14. 为避免乙醇沿穿刺针道渗到肝表面刺激包膜或腹膜,肝囊肿穿刺路径中肝包膜至囊肿壁要有

    A. 10mm以上正常肝组织   B. 5mm以上正常肝组织   C. 2cm以上正常肝组织

    D. 5cm以上正常肝组织   E. 3cm以上正常肝组织

15. 临床怀疑右半结肠出血,DSA最应检查的血管是

    A. 肠系膜下动脉   B. 腹腔动脉   C. 肠系膜上动脉

D. 右髂内动脉　　　　　　　　E. 胃十二指肠动脉

16. 巴德-基亚里综合征介入治疗后临床应特别注意

　　A. 呼吸衰竭　　　　　　　B. 肾衰竭　　　　　　　C. 肝衰竭

　　D. 心力衰竭　　　　　　　E. 多脏器功能衰竭

（二）A2 型题

1. 患者,男,78 岁,无乙肝病史,近 2 个月来出现肝区隐痛。超声检查发现患者肝前右叶 1 个大小约 3cm×4cm 的实性肿块,行腹部增强 CT 检查仍未能确定病变良恶性。为求进一步确诊,请问该患者的首选方法为

　　A. 动态观察,定期复查　　　B. 外科手术切除　　　　C. 行 MRI

　　D. 行超声引导下穿刺活检　　E. 射频消融治疗

2. 患者,女,56 岁,被诊断为肝左叶囊肿。患者不愿行外科切除,希望应用微创治疗方法。最适合该患者的方法是

　　A. 肝动脉化疗栓塞术　　　　　　　　B. 肝动脉灌注化疗术

　　C. I^{125} 粒子植入　　　　　　　　　　D. 超声引导下微波治疗

　　E. 超声引导下无水乙醇硬化术

3. 患者,男,75 岁,7 个月前出现吞咽困难,经检查确诊为食管胸中段鳞状细胞癌。患者不能耐受行全身化疗。患者首选的治疗方案是

　　A. 食管球囊扩张成形术　　　B. 覆膜支架植入术　　　C. 外科切除术

　　D. 经导管动脉灌注术　　　　E. 裸支架植入术

4. 患者,女,67 岁,进行性皮肤黏膜黄染 1 个月。腹部增强 CT 示胆总管中段占位,管腔狭窄,肝内胆管明显扩张。肝功能示胆红素明显升高。患者被诊断为胆总管癌并阻塞性黄疸。最适合该患者的治疗方法是

　　A. 经管肝动脉灌注化疗　　　　　　　B. 经皮经肝穿刺置管外引流

　　C. 经皮经肝穿刺置管内外引流　　　　D. 胆道支架植入术

　　E. 胆道球囊扩张成形术

5. 患者,女,48 岁,有乙肝病史 20 余年,近 1 年来出现皮下紫癜。查血常规示白细胞、血小板重度偏低;腹部彩超提示肝硬化脾大;临床诊断脾功能亢进。欲为患者行脾动脉部分栓塞术,栓塞程度合适比例为

　　A. 30% 以下　　　　　　　B. 30%～40%　　　　　　C. 40%～50%

　　D. 50%～60%　　　　　　　E. 60%～70%

6. 患者,男,48 岁,发现胸腹壁浅静脉曲张 3 年,伴腹胀、食欲缺乏。查体可见胸腹壁浅静脉曲张明显,下肢色素沉着。腹部彩超提示巴德-基亚里综合征。如果患者准备行介入治疗,适合的情况是

　　A. 下腔静脉长段完全性闭塞　　　　　B. 下腔静脉弥漫性闭塞

　　C. 肝段下腔静脉膜性狭窄或闭塞　　　D. 患者极度衰弱,恶病质者

　　E. 腔内有新鲜血栓

7. 患者,男,52 岁,被诊断为乙肝肝硬化伴门静脉高压 5 年。近 1 年来患者反复上消化道出血,行胃镜套扎后出血缓解,近期再次出现上消化道出血。首选的治疗方法是

　　A. 外科手术止血　　　　　　　　　　B. 内科药物治疗

　　C. 经颈静脉肝内门体分流术　　　　　D. 下腔静脉支架植入术

　　E. 球囊扩张成形术

（三）A4 型题

1. 患者，男，42 岁，发现乙肝表面抗原阳性 10 年，腹部彩超示肝实质弥漫性回声改变。

（1）为了患者确定分期、选择合适的抗病毒治疗时机，最需要的措施是

    A. 腹部 CT   B. 腹部 MRI   C. 彩超引导下肝活检

    D. 核医学检查   E. 血液学检查

（2）如果患者行本题（1）的检查，还要做一些准备工作，不正确的是

    A. 检查血小板计数、凝血酶原时间

    B. 测量血压、心率，了解患者基础生命体征情况

    C. 向患者及家属充分告知采取该措施目的及可能出现的并发症

    D. 准备必要的器械及用品

    E. 若患者不能配合操作，还应积极进行

（3）采取该措施后，常见的并发症的是

    A. 疼痛   B. 出血   C. 感染

    D. 胆汁性腹膜炎   E. 休克

（4）不是该操作方法的适应证的是

    A. 慢性肝炎、肝硬化   B. 原因不明的肝功能异常   C. 药物性肝病

    D. 充血性肝大   E. 器官移植

2. 患者，女，45 岁，发现肝右叶囊肿 3 年。近期查彩超示肝囊肿增大，大小约 6cm×7cm。

（1）该患者首选的治疗方法为

    A. 超声引导下硬化术   B. CT 引导下硬化术   C. 外科切除

    D. 口服药物治疗   E. 放射治疗

（2）不适合该治疗方法的情况有

    A. 合并另一直径 3~5cm 的肝囊肿

    B. 肝囊肿合并囊内出血

    C. 囊肿压迫周围脏器引起腹痛、腹胀等症状

    D. 囊肿与胆道有交通者

    E. 肝囊肿合并感染者

（3）不可作为肝囊肿治疗的硬化剂的有

    A. 无水乙醇   B. 冰醋酸   C. 四环素

    D. 50% 葡萄糖溶液   E. 组织胶

（4）上述操作较为罕见的并发症为

    A. 囊内出血   B. 感染   C. 发热

    D. 乙醇吸收   E. 胆管损伤

3. 患者，男，76 岁，诊断为食管癌 3 年，行多次全身化疗及局部放射治疗，效果良好。近 3 个月来，患者再次出现进食不顺，1 周前患者出现进食水后呛咳，行上消化道造影示食管癌复发并食管气管瘘。

（1）患者首选的治疗方法是

    A. 外科手术治疗   B. 食管覆膜支架植入术   C. 食管裸支架植入术

    D. 气管覆膜支架植入术   E. 内科保守治疗

（2）若患者放置支架，其两端均应超出病灶多少合适

    A. 1cm 左右   B. 1~2cm   C. 2cm 左右

D. 2~3cm   E. 3~4cm

（3）如果支架放置成功后,处理措施不正确的是

  A. 术后立即口服对比剂复查,观察支架情况

  B. 注意进食时取坐位

  C. 在餐后宜饮流质或饮水

  D. 部分患者体质恢复后可配合放疗、化疗等

  E. 可以进食黏稠及大块粗纤维食物

（4）支架植入术后较为少见的并发症是

  A. 支架移位   B. 支架阻塞   C. 食管穿孔破裂

  D. 出血   E. 反流

4. 患者,女,50岁,呕血半日,既往无肝炎病史,被诊断为上消化道出血。

（1）该患者首选的检查方法为

  A. 胃镜   B. 核素检查   C. 消化道动脉造影

  D. 腹部 CT   E. 腹部彩超

（2）若以上检查未见明显异常,可以进一步行

  A. 胃镜   B. 核素检查   C. 消化道动脉造影

  D. 外科手术   E. 腹部 MRI

（3）如果本题(2)中选项检查发现动脉瘤,首选栓塞物质为

  A. 明胶海绵   B. PVA 颗粒   C. 弹簧圈

  D. 组织胶   E. 鱼肝油酸钠

5. 患者,男,47岁,腹胀、食欲缺乏 2 年,腹部可见明显曲张静脉。腹部彩超示下腔静脉肝段节段性狭窄,长度约 2cm,被诊断为巴德-基亚里综合征。

（1）该患者需要进一步检查,常规行的血管造影是

  A. 颈静脉   B. 股静脉   C. 下腔静脉

  D. 门静脉   E. 上腔静脉

（2）造影后需要进行以下操作,说法不正确的是

  A. 引入超硬导丝越过狭窄段并送至上腔静脉

  B. 将球囊置于狭窄段以稀释对比剂充盈球囊

  C. 可使球囊狭窄切迹由深变浅直至消失

  D. 若肝静脉狭窄,可经颈静脉途径采用球囊扩张

  E. 球囊扩张满意后必须放置支架

（3）放置支架后常见并发症,除外

  A. 心律失常   B. 心包压塞   C. 肺栓塞

  D. 再狭窄   E. 腹水

（四）X 型题

1. 属于肝囊肿硬化术禁忌证的有

  A. 乙醇过敏者   B. 囊肿与胆道有交通者

  C. 肝包虫病性单纯囊肿   D. 疑为囊性肿瘤者

  E. 肝囊肿合并囊内出血或感染者

2. 关于食管支架植入术的叙述,不正确的有

  A. 一般用于食管癌性狭窄

B. 当合并食管气管瘘时需要放置覆膜支架

C. 高位狭窄,病变上端距环状软骨较近仍适合食管支架植入

D. 放置支架两端均应超出病灶 1cm 左右

E. 食管良性狭窄反复球囊扩张治疗效果不佳者

3. 关于阻塞性黄疸的介入治疗,下列说法正确的有

A. 外引流适用于胆道完全梗阻,引流管无法通过阻塞段的患者

B. 内-外引流可减少胆汁的过多流失

C. 患者严重凝血机制障碍时仍可行支架植入

D. 大量腹水为胆道支架植入的相对禁忌证

E. 支架植入后还应该常规放置胆道引流管

4. 为脾部分栓塞术的常见并发症的是

A. 栓塞后综合征　　　　B. 误栓　　　　　　　　C. 脾脓肿

D. 右侧胸腔积液　　　　E. 门静脉血栓形成

5. TIPS 治疗门静脉高压的目的正确的是

A. 降低门脉压力　　　　　　　　B. 降低胃底静脉曲张破裂出血的风险

C. 降低因肝硬化引起的腹水　　　D. 治疗乙肝

E. 降低肝性脑病的发生率

6. 下消化道出血 DSA 中常规应检查的血管是

A. 腹腔动脉　　　　　　B. 肠系膜下动脉　　　　C. 肠系膜上动脉

D. 肠系膜下静脉　　　　E. 髂内动脉

[简答题]

1. 简述超声引导下肝囊肿穿刺引流术的适应证。

2. 简述 PTCD 的适应证与禁忌证。

3. 简述经皮经肝胆道内支架植入术的适应证。

4. 简述巴德-基亚里综合征介入治疗的术后并发症。

5. 简述 TIPS 的基本原理。

6. 简述 PTCD 管拔除的方法。

7. 简述部分性脾动脉栓塞术的适应证。

8. 消化道出血的栓塞治疗的适应证及禁忌证。

[论述题]

1. 试述经皮经肝胆道内支架植入术的优点。

2. 论述经皮经肝胆道内外引流术的机制和特点。

【习题参考答案】

[名词解释]

1. 经皮经肝胆道内支架植入术是在胆道内-外引流和胆道球囊扩张成形术的基础上,将可扩张性金属内支架植入狭窄胆道。

2. 部分性脾栓塞术经导管将栓塞物质注入脾动脉,使之出现人为的部分性脾梗死,从而达到消除脾功能亢进的目的的治疗方法,可以达到保留部分脾功能、又消除脾亢的目的。

3~4.（略）

5. 阻塞性黄疸是因各种原因导致的胆汁排泄受阻,并由此引发以直接胆红素升高为主的黄

疽。阻塞性黄疸的病因包括恶性和良性。

6. 胆心反射指介入治疗中,胆管系统受到牵拉刺激时迷走神经兴奋,表现为盗汗、心率减慢、血压下降甚至心搏骤停等现象。

[填空题]

1. 肝脏弥漫性　占位性病变　肝移植

2. 疼痛　出血　感染

3. 无水乙醇

4. 200ml

5. 覆膜支架

6. 2cm

7. 胃左动脉　肝总动脉　胃十二指肠动脉　肠系膜上下动脉

8. 动脉内溢出　聚集

9. 明胶海绵

10. 外引流　内外引流　内引流

11. 球囊扩张成形术

12. 50%～60%　70%

13. 脾脓肿

14. 球囊扩张成形术　血管内支架植入术　球囊扩张成形术

15. 10%～20%

16. 穿刺　血管成形　支架植入

17. 造影观察　不与胆系相通

18. 出血原因　出血部位　即刻止血

19. 溃疡　糜烂　憩室　外伤性撕裂

20. 较为平直　接近梗阻段胆管走行方向　直径>5mm

21. 大于　Z形　40%

[选择题]

（一）A1型题

1. C　2. A　3. C　4. C　5. E　6. C　7. C　8. E　9. C　10. C

11. B　12. D　13. A　14. B　15. C　16. D

（二）A2型题

1. D　2. E　3. B　4. D　5. D　6. C　7. C

（三）A4型题

1. （1）C　（2）E　（3）A　（4）D

2. （1）A　（2）D　（3）E　（4）E

3. （1）B　（2）C　（3）E　（4）C

4. （1）A　（2）C　（3）C

5. （1）C　（2）E　（3）E

（四）X型题

1. ABD　2. CD　3. ABDE　4. ABCE　5. ABC　6. BCE

[简答题]

1～2.（略）

3. 简述经皮经肝胆道内支架植入术的适应证。

（1）恶性闭塞:各种胆管恶性狭窄闭塞,如手术不能切除的胆管癌、胰头癌,肝门部淋巴结肿大压迫胆管等,只要能够进行内引流术的大多数病例均适合。

（2）良性狭窄:球囊扩张术无效或难以成功时,以及复发的病例。

4. 简述巴德-基亚里综合征介入治疗的术后并发症。

（1）心律失常。

（2）肺栓塞。

（3）心包压塞。

（4）支架位置不当或脱失。

（5）再狭窄。

5. TIPS 的基本原理　以颈静脉为穿刺口,将导管经颈静脉、上腔静脉、右心房、下腔静脉,插入肝静脉;并在 DSA 导向下由肝静脉穿刺进入肝内门静脉内,在扩张二者间肝实质通道后,植入支架在肝静脉与门静脉之间建立人工分流通道,使门静脉血流直接分流至下腔静脉,从而减低门静脉压力;从而达到治疗静脉曲张破裂出血、顽固性腹水等门静脉高压症的目的。

6. PTCD 管拔除的方法　解开引流管体外尾端的丝线锁扣,剪断任意一条丝线,将引流管缓慢拔除。如遇到阻力切忌使用暴力,防止丝线对肝组织切割,应该在透视下将导丝送入引流管,使引流管卷曲部分回复后再连同导丝一起缓慢拔除,穿刺引流管窦道压迫、包扎即可,如早期拔管穿刺道可用明胶海绵或弹簧圈封闭。

7~8.（略）

[论述题]

1. 经皮经肝胆道内支架植入术的优点

（1）可通过直径 3mm 的胆道支架输送导管,释放入 6~12mm 直径的支架,使引流畅通,对患者损伤很小。

（2）内支架具有良好的横向扩张力,可对胆管壁起到有效的支撑作用,并可紧贴于胆管内壁不易移位或脱落。

（3）胆汁与支架接触面积较少,降低胆汁感染发生率。

（4）支架间隙较大,在它经过胆管分支或胰管时不会妨碍胆汁或胰液排出。

（5）可以免除长期携管带来生活不便以及引流管护理困难等一系列问题。

2. 经皮经肝胆道内外引流术的机制和特点　内外引流是在外引流的基础上,将多侧孔导管头端通过胆道狭窄段进入十二指肠,同时仍有部分导管侧孔段位于狭窄段近端扩张的胆管内,既作体外引流又可将胆汁引入十二指肠。此术适用于生存期较短或者经济情况不允许支架植入的患者。

优点:减少因胆汁的过多流失造成的消化不良和电解质紊乱,并可作为下一步行球囊扩张或胆道支架植入的通道。

缺点:患者必须长期携带引流管,生活不方便,还有可能不小心导致引流管脱出。

（赵振华）

第九章　在泌尿系统疾病中的应用

【学习目标】

1. 掌握　肾动脉支架植入术的适应证和术后并发症。

2. 熟悉　经导管肾动脉栓塞术的适应证。

3. 了解　肾囊肿穿刺引流术和前列腺动脉栓塞术的步骤。

【重点与难点】

（一）泌尿系统疾病的介入治疗技术

泌尿系统疾病的介入治疗技术分为非血管介入技术和血管内介入技术。非血管介入技术包括肾活检术、囊肿穿刺引流术、肾造瘘术、输尿管成形术、尿道成形术、肾癌消融术等。血管内介入技术包括肾动脉狭窄血管成形术、肾癌动脉化疗栓塞术、肾源性血尿栓塞术、前列腺动脉栓塞术、肾移植并发症的血管内介入治疗等。

（二）肾动脉支架植入术的适应证

1. 单侧肾动脉短段、单发、无钙化的次全狭窄，程度超过70%。

2. 肾功能降低，但肾萎缩不明显。健侧肾内小动脉未出现弥漫性硬化表现。

3. 大动脉炎静止期。

4. 由于肾移植、肾血管手术、放射治疗等引起的肾动脉狭窄。

5. 下列情形之一植入支架　肾动脉球囊扩张成形术失败，或者发生血管痉挛、内膜剥离等并发症；肾动脉成形术后再狭窄；肾动脉闭塞再通后。

（三）肾动脉支架植入术的并发症

1. 肾动脉痉挛　导丝引入过深，反复多次刺激肾内动脉管壁导致。避免粗暴操作，提高插管熟练程度，可降低发生率。发生后可以在肾动脉内注入血管扩张剂或Ca^{2+}通道阻滞剂。

2. 肾动脉血栓形成　发生率2%~5%。加强围手术期抗凝、抗血小板治疗，有助于降低术后血栓形成的概率。

3. 造影剂肾病　是导致患者肾功能恶化的重要原因。基础肾功能不全是引起造影剂肾病的最强的危险因素，其他还包括糖尿病、脱水、大量使用造影剂、高龄和使用某些药物等。介入治疗前充分评价并积极纠正危险因素。

4. 肾动脉内膜剥脱　发生率极低，与球囊过度扩张和粗暴操作有关，有血流动力学意义的患者贴敷支架纠正。

5. 肾动脉急性闭塞　球囊成形术后，管壁弹性回缩所致，需立即植入支架开通。

6. 胆固醇栓塞　发生率大约3%，胆固醇粥样斑块脱落引起肾栓塞。其临床主要表现为进行性肾功能减退。

（四）经导管肾动脉栓塞术的适应证

1. 肾癌手术前栓塞　术前行肿瘤动脉栓塞可使术中出血减少、肾周围水肿易于肿瘤分离切除、还可以减少经静脉转移的可能。体积大的肾癌，特别是血供丰富者，肿瘤表面和肾门有大量迂曲扩张的静脉，术中极易出血。肾动脉栓塞后，血流停止，静脉瘪缩，手术失血大为减少。肾癌的肾静脉和下腔静脉中多有瘤栓，手术的挤压易造成瘤细胞经血运转移，术前栓塞后可减少经静脉转移的可能。栓塞后24~72h被栓塞肿瘤和肾发生水肿，与肾床的界面显示清楚，有利于术中切除剥离。

2. 不能手术的肾癌患者姑息治疗　肾动脉内灌注化疗药并栓塞后可使肿瘤缩小，控制血尿，缓解疼痛。

3. 肾血管平滑肌脂肪瘤破裂出血。

4. 肾动脉瘤、肾动静脉瘘、肾动静脉畸形。

5. 失去手术时机的肾盂癌。

6. 肾破裂。

7. 肾活检或经皮肾镜导致的血尿。

（五）超声引导下肾囊肿穿刺引流术的适应证

1. 囊肿压迫肾动脉引起高血压、胀痛。

2. 囊肿压迫尿路引起肾积水、周围肾实质萎缩或肾静脉血栓形成。

3. 囊肿感染。

4. 囊肿引起患者情绪不稳定者。

5. 疑为恶性囊性病变，需通过穿刺抽液进行细胞学检查者。

（六）前列腺动脉栓塞术的操作步骤

1. 建立血管通道　常规腹股沟区消毒铺巾，局部麻醉下经右侧股动脉穿刺，置入 4~6F 血管鞘。在导丝的引导下将 1.40~1.70mm（4~5F）眼镜蛇导管送入左髂内动脉，造影观察左侧前列腺动脉起始端及走行。

2. 选插前列腺动脉　插入微导管，在"路途"技术引导下选插左侧前列腺动脉。右侧前列腺动脉插管则利用成袢技术，先将导管头端拉入右髂内动脉，造影观察右侧前列腺动脉起始端及走行，同样使用微导管在"路途"技术引导下选插右侧前列腺动脉。采用成袢技术应防止导管打折，应用柔软和有网衬的导管，不过度牵拉导管可减少打折的发生。

3. 行前列腺动脉栓塞术　前列腺动脉分别起源于双侧髂内动脉，将微导管头端插入前列腺动脉，手推对比剂确认前列腺染色，无其他侧支显影，对比剂无反流后实施栓塞治疗。

4. 再次造影　栓塞后即行造影观察栓塞效果，满意后拔管，穿刺点加压包扎。

【习题】

[名词解释]

1. 肾动脉支架植入术

2. 肾动脉栓塞后综合征

[填空题]

1. 泌尿系统疾病的非血管内介入技术包括 _____、_____、_____、_____、_____ 和 _____ 等。

2. 泌尿系统疾病的血管内介入治疗技术包括 _____、_____、_____、_____ 和 _____ 等。

3. 肾癌的动脉化疗栓塞术临床应用的目的为 _____ 和 _____。

4. 肾动脉狭窄的常见病因有 _____、_____ 和 _____。

[选择题]

（一）A1 型题

1. 不是超声引导下肾囊性病变穿刺引流术的并发症的是

　　A. 囊内出血　　　　　　　B. 感染　　　　　　　　C. 发热

　　D. 迷走神经放射性亢进　　E. 腹部疼痛

2. 肾性高血压采用支架成形术治疗选用的血管是

　　A. 髂动脉　　　　　　　　B. 冠状动脉　　　　　　C. 肾动脉

　　D. 股动脉　　　　　　　　E. 腘动脉

3. 属于非血管系统介入放射学范畴的操作是

　　A. 肾动脉扩张术　　　　　B. 肾囊肿穿刺治疗　　　C. 内科性肾切除

　　D. 肾动脉血管内支架留置术　E. 肾外伤出血栓塞治疗

4. 关于肾动脉狭窄造影检查的目的,不正确的是

    A. 明确狭窄段血管的部位与程度

    B. 明确狭窄段血管的直径及其临近正常血管直径大小

    C. 可以选择适当的球囊导管

    D. 明确狭窄段血管的范围

    E. 选择扩张球囊直径应大于动脉正常段直径 1cm

5. 不是肾癌动脉化疗栓塞需应用的器材的是

    A. 导丝   B. 导管   C. 支架

    D. 栓塞剂   E. 化学治疗药物

6. 治疗肾动脉狭窄的方法中首选的是

    A. 肾动脉成形术   B. 药物治疗   C. 肾血流重建术

    D. 肾移植术   E. 肾切除术

7. 不是肾动脉狭窄的检查方法的是

    A. 多普勒彩超   B. CTA   C. 血管造影

    D. MRA   E. 腹部平片

8. 肾动脉狭窄支架植入的指征是

    A. 肝动脉狭窄 5%   B. 腹腔动脉狭窄 5%   C. 肾动脉狭窄 10%

    D. 肾动脉狭窄 50%   E. 肾动脉狭窄 5%

9. 不是前列腺栓塞后并发症的是

    A. 血尿   B. 血精   C. 尿路感染

    D. 会阴疼痛   E. 前列腺动脉狭窄

10. 超声引导下肾囊肿穿刺引流术适应证不正确的是

    A. 囊肿压迫肾动脉引起高血压、胀痛

    B. 囊肿引起患者情绪不稳定者

    C. 疑为恶性囊性病变,需通过穿刺抽液进行细胞学检查者

    D. 囊肿与肾盂有交通者

    E. 囊肿感染

(二) A2 型题

1. 患者,女,70 岁,右侧腰痛伴血尿,临床诊断为右肾癌,应选择的最佳治疗是

    A. 化学治疗   B. 介入灌注化疗   C. 介入栓塞治疗

    D. 单纯手术治疗   E. 介入灌注化疗加栓塞治疗

2. 患者,男,42 岁,右腰部胀痛 2 年余。CT 示右肾下极囊肿压迫肾盂,致上组肾盏轻度扩
   张。介入治疗方法为宜的是

    A. 经皮穿刺肝囊肿引流术   B. 经皮穿刺肝脓肿引流术

    C. 经皮穿刺胰腺囊肿引流术   D. 经皮穿刺肾囊肿引流术

    E. 经皮穿刺肾活检术

3. 患者,女,33 岁,高血压 10 余年,服降压药疗效欠佳。CT 示左肾上极小,DSA 示左肾上极
   动脉狭窄。适宜选择的介入治疗手段是

    A. 部分性脾动脉栓塞术   B. 左肾上极动脉成形术   C. 右肾动脉成形术

    D. 左肾下极动脉成形术   E. 右肾上极动脉成形术

4. 患者,男,62 岁,右腰部疼半年,血尿 10d,CT 示右肾癌,患者不适宜手术治疗,DSA 示右肾

上极动脉迂曲增粗,端部发出紊乱的肿瘤血管,且有肿瘤染色。欲行的介入治疗技术为宜的是

A. 右肾动脉栓塞术 B. 右肾上极动脉栓塞术

C. 右肾动脉化疗药物灌注术 D. 右肾动脉抗生素灌注术

E. 右肾上极动脉化疗栓塞术

(三) A4 型题

患者,男,58 岁,腰痛血尿,DSA 示左肾下极血管增粗紊乱、染色明显,被诊断为左肾癌,行介入治疗选择肾动脉化疗栓塞术。

(1) 下列穿刺动脉血管首先选择的是

A. 桡动脉 B. 肱动脉 C. 右侧股动脉

D. 左侧股静脉 E. 右侧股静脉

(2) 应首先选择的造影导管是

A. RH 导管 B. 猪尾管 C. 球囊导管

D. Cobra 导管 E. PTC 管

(3) 首先选择造影的血管是

A. 肾动脉 B. 肝总动脉 C. 肠系膜上动脉

D. 左肾动脉 E. 腰动脉

(4) 肾癌使用的化疗药物是

A. 醛氢叶酸 B. 丝裂霉素 C. 头孢氨苄

D. 林可霉素 E. 博来霉素

(5) 导管插入靶血管化疗栓塞后的并发症正确的是

A. 肾脓肿 B. 肾动脉夹层 C. 肾动脉穿孔

D. 腹膜后血肿 E. 肾积水

(四) X 型题

1. 下列关于肾动脉疾病介入治疗支架的选择正确的有

A. 绝大部分采用球扩式支架

B. 自膨式支架柔韧性好、定位欠准确,适合肾动脉中段及较迂曲的肾动脉

C. 球扩式支架柔韧性差、定位准确,适合于肾动脉开口不明显部位狭窄

D. 常用规格直径 5~7cm

E. 常用规格长度 12~18mm

2. 下列关于肾动脉血管成形术描述正确的是

A. 患肾严重萎缩或肾功能已丧失仍可进行血管成形术治疗

B. 大动脉炎活动期禁忌进行血管成形术治疗

C. 临床效果:纤维肌增生所致肾动脉狭窄治疗效果最佳,动脉硬化次之,大动脉炎居后

D. 术后无须抗凝治疗

E. 对少儿患者禁忌使用血管内支架

3. 超声引导下肾囊性病变穿刺引流术的手术用品有

A. 穿刺针 B. 引流袋 C. 生理盐水

D. 引流导管 E. 穿刺包

4. 肾动脉支架植入术后近期并发症有

A. 肾动脉夹层破裂 B. 末梢血管断裂 C. 胆固醇栓塞

D. 肾包膜血肿　　　　　　　　E. 支架脱落

[简答题]

1. 简述肾囊肿介入治疗的操作方法。

2. 简述经导管肾动脉栓塞术的并发症。

[论述题]

1. 肾动脉支架植入术的操作步骤及术后的疗效。

2. 肾癌肾动脉化疗栓塞的优点。

【习题参考答案】

[名词解释]

1. 肾动脉支架植入术主要是在影像设备(如 DSA)监视下用介入器材经动脉穿刺对狭窄的肾动脉段进行造影、球囊扩张、植入支架的一种技术。

2. 肾动脉栓塞后综合征表现为腹痛、腰痛、发热、恶心、呕吐,由肾缺血、机体对栓塞剂的异物反应和肿瘤变性坏死所致。

[填空题]

1. 肾活检术　囊肿穿刺引流术　肾造瘘术　输尿管成形术　尿道成形术　肾癌消融术

2. 肾动脉狭窄血管成形术　肾癌动脉化疗栓塞术　肾源性血尿栓塞术　前列腺动脉栓塞术　肾移植并发症的血管内介入治疗

3. 术前辅助栓塞　姑息性治疗

4. 动脉粥样硬化　纤维肌性发育不良　大动脉炎

[选择题]

(一) A1 型题

1. D　　2. C　　3. B　　4. E　　5. C　　6. A　　7. E　　8. D　　9. E　　10. D

(二) A2 型题

1. E　　2. D　　3. B　　4. E

(三) A4 型题

(1) C　　(2) D　　(3) D　　(4) B　　(5) A

(四) X 型题

1. ABCE　　　2. BCE　　　3. ABCDE　　　4. ACDE

[简答题]

1. 肾囊肿介入治疗的操作方法

(1) 超声或 CT 引导。

(2) 俯卧位定位、消毒、铺巾、局部麻醉。

(3) 吸气后屏气穿刺。

(4) 抽尽囊液并计量,确定囊腔不与肾盂相通后,生理盐水冲洗囊腔,避免疼痛可先注入适量利多卡因,抽净,向囊内注入无水乙醇。

(5) 注入无水乙醇量不宜超过 200ml,避免一次注射量过多引起乙醇中毒,留置乙醇 3min 尽量抽净,重复此操作 3 次,15min 后完全抽出乙醇、拔管。

2. 经导管肾动脉栓塞术的并发症　①栓塞后综合征。②非靶器官栓塞。③肾脓肿和败血症。

[论述题]

1. 肾动脉支架植入术的操作步骤及术后的疗效。

（1）操作步骤

1）腹主动脉和肾动脉造影：经股动脉穿刺放置动脉鞘。先用 5F 猪尾管置于 $T_{11} \sim T_{12}$ 行腹主动脉造影；再用 Cobra 或 Simmons I 型导管选择患侧肾动脉再次造影。经导管送入导丝，全身推注肝素，以防操作过程中发生血栓形成；以交换导丝经造影导管通过肾动脉狭窄段，至肾动脉分支远端。经交换导丝撤出造影导管，交换肾动脉导引导管或长鞘至肾动脉开口；造影显示肾动脉狭窄的部位、程度、范围、测量肾动脉狭窄段直径及其邻近正常血管直径大小，以便选择适当的球囊导管。

2）球囊扩张狭窄段：经导丝通过导引导管或长鞘输送预扩球囊扩张狭窄段，以扩开狭窄段为原则，并经导管推注对比剂观察扩张效果。

3）支架释放：撤除球囊导管，交换支架推送器，造影定位，释放支架。

4）再次造影证实效果，如效果满意撤除导丝和导引导管。

（2）支架植入术后疗效：肾动脉严重狭窄合并顽固高血压都应该行支架植入治疗。血压得到控制后，由于高血压引起的并发症也会相应得到控制，如脑出血、心绞痛、左心衰竭、肾小动脉进行性硬化等。

2. 肾癌肾动脉化疗栓塞的优点　术前辅助栓塞和姑息性治疗。术前行肿瘤动脉栓塞可使术中出血减少、肾周围水肿易于肿瘤分离切除、可减少经静脉转移的可能。体积大的肾癌，特别是血供丰富者，肿瘤表面和肾门有大量迂曲扩张的静脉，术中极易出血。肾动脉栓塞后，血流停止，静脉瘪缩，手术失血大为减少。肾癌的肾静脉和下腔静脉中多有瘤栓，手术的挤压易造成瘤细胞经血运转移，术前栓塞后可减少经静脉转移的可能。栓塞后 24～72h 被栓塞肿瘤和肾发生水肿，同肾床的界面显示清楚，有利于术中切除剥离。无手术指征的患者栓塞后可使肿瘤缩小，控制血尿，缓解疼痛。

（张进荣）

第十章　在妇产科疾病中的应用

【学习目标】

1. 掌握　介入技术在妇产科疾病中的应用范围、正常子宫动脉的 DSA 表现。
2. 熟悉　子宫动脉栓塞术适应证和并发症。
3. 了解　子宫肌瘤的 DSA 表现。

【重点与难点】

（一）妇产科疾病的介入治疗技术

妇产科疾病的介入治疗技术可以分为非血管介入治疗技术和血管内介入治疗技术。非血管介入治疗技术主要包括卵巢囊肿引流术、输卵管再通术；血管内介入技术主要包括经导管动脉化疗药物灌注术、经导管血管栓塞术等。动脉化疗药物灌注术可以治疗子宫颈癌、滋养细胞肿瘤、子宫内膜癌、宫体癌、卵巢癌、盆腔复发肿瘤及肝肾等转移瘤。子宫动脉栓塞术主要用于子宫肌瘤、产后出血、子宫腺肌病、子宫瘢痕妊娠的治疗和止血，以及凶险前置胎盘术中使用腹主动脉与髂内动脉球囊阻断术防止大出血。静脉栓塞术还可以治疗子宫动静脉畸形、盆腔淤血综合征等。

（二）超声引导下卵巢囊肿引流术的并发症

1. 出血 大多为操作中误划伤阴道壁所致,若有活动性出血,及时用碘伏纱布加压填塞,并卧床休息,出血多能自行停止。

2. 乙醇吸收反应 轻者不需处理,重者对症治疗。

3. 感染 绝大多数与消毒不严有关,应及时穿刺引流及抗生素冲洗治疗。

4. 发热 少数患者治疗后数日内出现,可能与囊壁细胞坏死吸收及囊内残留乙醇吸收等有关。大多数不需处理。

（三）子宫肌瘤动脉栓塞术的适应证

1. 无生育要求的症状性子宫肌瘤,包括月经量多,疼痛,压迫周围器官继发尿频、便秘和腹胀等。

2. 非手术治疗失败或拒绝手术或有多次手术史而再次手术治疗难度大的子宫肌瘤患者。

3. 体弱或合并严重内科疾病不能耐受手术者。

4. 动脉栓塞术后复发患者,经 CT 血管成像数字化三维重建提示子宫动脉已复通,无卵巢动脉参与病灶供血的患者可行二次动脉栓塞术治疗。

（四）正常子宫动脉及子宫肌瘤的 DSA 表现

1. 正常子宫动脉的 DSA 表现 子宫动脉起源于双侧髂内动脉,主干呈 L 形,沿盆侧壁向前内下方走行,于子宫颈侧上行,进入子宫之前一段呈螺旋状。

2. 子宫肌瘤 DSA 表现 子宫肌瘤血管丰富,肌瘤动脉形成环状血管网,瘤内细小血管增多、迂曲、聚集成毛线团状结构。动脉期血管粗细不均呈螺旋状分布,实质期肌瘤大部分染色浓密,栓塞后可见子宫动脉远端闭塞瘤体染色消失。

（五）子宫动脉栓塞术（UAE）并发症

1. 术后疼痛 为最主要的并发症,发生率 90%~100%。

2. 发热 发生率 30% 左右。一般为低热,不超过 38.5℃。

3. 恶心、呕吐 发生率 10%~50%。

4. 不规则阴道出血 术后 15d 内可出现少量出血,持续 3~20d。

5. 阴道少量排出物 术后 3~21d 出现,为脱落的子宫内膜或部分肌瘤组织。

6. 异位栓塞 栓塞剂进入阴道、膀胱、臀部血管引起相应部位缺血、溃烂。

7. 子宫内膜炎和子宫脓肿形成 为少见并发症,发生率 1% 以下。

8. 闭经 发生率 2% 以下。

（六）子宫动脉栓塞术的操作步骤

1. 建立血管通道 常规腹股沟区消毒铺巾,局部麻醉下经右侧股动脉穿刺,置入 4~6F 血管鞘。

2. 行双侧髂总动脉和髂内动脉造影,再选插子宫动脉行子宫动脉造影,观察子宫动脉的分支的供血情况。

3. 释放栓塞材料 根据不同疾病选用不同栓塞材料进行栓塞,化疗药物的灌注在栓塞前完成。在造影证实导管头端在子宫动脉的位置合适即可进行栓塞治疗。注入栓塞剂前可注入适量利多卡因,防止血管痉挛和疼痛。子宫肌瘤的栓塞要求完全阻断子宫动脉供应瘤体的分支。术中可以使用抗生素预防感染。

4. 栓塞后即行造影观察栓塞效果,满意后拔管,穿刺点加压包扎。

【习题】

[名词解释]

1. UAE

2. 卵巢囊肿

[填空题]

1. 妇产科疾病的非血管介入技术包括_____和_____。

2. 妇产科疾病的血管内介入治疗技术包括_____和_____。

3. 子宫肌瘤动脉栓塞术常用的栓塞剂有_____、_____、_____和_____等。

4. 子宫动脉栓塞术主要用于_____、_____、_____、_____。

[选择题]

(一) A1 型题

1. 子宫肌瘤动脉栓塞术的最主要并发症是

    A. 发热　　　　　　　　　B. 恶心、呕吐　　　　　　C. 闭经

    D. 术后疼痛　　　　　　　E. 异位栓塞

2. 不是子宫肌瘤动脉栓塞术的常用器械的是

    A. 子宫动脉导管　　　　　B. 血管鞘　　　　　　　　C. 球囊导管

    D. 微导管　　　　　　　　E. 超滑导丝

3. 属于非血管系统介入放射学范畴的操作是

    A. 子宫动脉结扎术　　　　B. 子宫动脉栓塞术　　　　C. 子宫动脉灌注化疗术

    D. 输卵管再通术　　　　　E. 子宫动脉造影术

4. 不属于妇产科出血范畴的是

    A. 子宫出血　　　　　　　B. 卵巢出血　　　　　　　C. 宫外孕

    D. 膀胱出血　　　　　　　E. 子宫肌瘤出

5. 不属于超声引导下卵巢囊肿穿刺引流术的并发症的是

    A. 闭经　　　　　　　　　B. 出血　　　　　　　　　C. 感染

    D. 发热　　　　　　　　　E. 乙醇吸收反应

6. 不是子宫肌瘤的临床表现的是

    A. 月经量增多　　　　　　B. 腰部疼痛　　　　　　　C. 月经不规律

    D. 贫血　　　　　　　　　E. 上腹部不适

7. 子宫肌瘤的血管介入治疗包括

    A. 手术切除　　　　　　　B. 消融术　　　　　　　　C. 放疗术

    D. 子宫动脉栓塞　　　　　E. 药物治疗

8. 子宫出血介入栓塞的血管是

    A. 子宫动脉　　　　　　　B. 髂外动脉　　　　　　　C. 膀胱动脉

    D. 肠系膜动脉　　　　　　E. 直肠动脉

9. 子宫肌瘤血管内介入治疗的机制是

    A. 子宫动脉血流增加　　　B. 子宫静脉血流增加　　　C. 肿瘤缺血

    D. 阻止髂静脉回流　　　　E. 减少下肢动脉血流

10. 不是妇科恶性肿瘤行子宫动脉栓塞术的适应证的是

    A. 子宫内膜癌的姑息治疗

  B. 恶性肿瘤引起的妇科大出血

  C. 恶性肿瘤压迫周围脏器引起腹痛,腹胀,尿频等,缓解症状者

  D. 肿瘤远处广泛转移需保守治疗者

  E. 放疗后引起出血

(二) A2 型题

1. 患者,女,25 岁,未婚,月经量增多、不规律,超声检查子宫肌瘤,药物治疗无效。最佳治疗方案是

  A. 全子宫切除术   B. 次全子宫切除术   C. 子宫动脉栓塞术

  D. 药物继续治疗   E. 经子宫动脉药物灌注术

2. 患者,女,28 岁,产后出血,经保守治疗无效。首选治疗方法是

  A. 单侧子宫动脉栓塞术   B. 双侧子宫动脉栓塞术   C. 手术切除子宫

  D. 中医中药治疗   E. 宫腔镜探测止血

(三) A4 型题

患者,女,38 岁,产后大出血,经保守治疗后,无明显效果。准备行经动脉栓塞术。

(1) 首先选择穿刺入人体的血管是

  A. 右侧股静脉   B. 左侧股动脉   C. 右侧股动脉

  D. 左侧股静脉   E. 肠系膜下动脉

(2) 选择进行血管造影的导管是

  A. 猪尾管   B. Cobra 导管   C. 溶栓导管

  D. RH 导管   E. PTA 导管

(3) 导管进入动脉血管后,需要选择作为靶血管进行栓塞治疗的血管是

  A. 髂总动脉   B. 右侧子宫动脉   C. 左侧子宫动脉

  D. 双侧子宫动脉   E. 腹主动脉

(4) 导管进入靶血管后,选择栓塞材料为宜的是

  A. 弹簧圈   B. 碘油   C. 明胶海绵

  D. PVA 颗粒   E. 蓝色组织胶

(四) X 型题

1. 超声引导下的卵巢囊肿引流术术前准备描述正确的是

  A. 术前检查血小板计数、凝血酶原时间

  B. 术前测量血压、心率,了解患者基础生命体征情况

  C. 向患者及家属充分告知穿刺目的并签手术协议书

  D. 术前一周应抗生素治疗预防感染

  E. 术前超声再定位明确穿刺路径

2. 下列关于子宫肌瘤动脉栓塞术的禁忌证描述正确的是

  A. 带蒂浆膜下肌瘤   B. 继发性阔韧带内肌瘤

  C. 无症状性肌瘤   D. 年龄 40~58 岁子宫肌瘤的患者

  E. 药物治疗失败的寄生性肌瘤

3. 下列关于妇产科大出血的栓塞术描述正确的是

  A. 子宫动脉的栓塞治疗可以达到既止血又保留子宫的目的

  B. 适用于外伤性盆腔大出的患者

  C. 可保留子宫的完整性

D. 适用于盆腔良、恶性肿瘤引起的出血

E. 安全、创伤小，没有并发症

[简答题]

1. 简述妇产科大出血经动脉栓塞治疗的操作步骤。

2. 简述子宫肌瘤介入栓塞治疗的禁忌证。

[论述题]

1. 试述子宫动脉栓塞的机制。

2. 试述妇产科大出血的动脉栓塞的优点。

【习题参考答案】

[名词解释]

1. UAE 指子宫动脉栓塞术，是经导管栓塞子宫动脉的介入技术，主要是选择性的栓塞子宫动脉，从而达到止血、防止大出血、治疗肿瘤等目的。

2. 卵巢囊肿主要包括卵泡囊肿、黄体囊肿、单纯性囊肿、子宫内膜异位囊肿等。当囊肿体积较大时，容易发生卵巢扭转、破裂、出血、感染、继发不孕、腹痛等，少数有恶变的可能。

[填空题]

1. 卵巢囊肿引流术　输卵管再通术

2. 经导管动脉化疗药物灌注术　经导管血管栓塞术

3. 明胶海绵　弹簧圈　栓塞微球　PVA 颗粒

4. 子宫肌瘤　产后出血　子宫腺肌病　子宫瘢痕妊娠的治疗和止血

[选择题]

（一）A1 型题

1. D　2. C　3. D　4. D　5. A　6. E　7. D　8. A　9. C　10. D

（二）A2 型题

1. C　2. B

（三）A4 型题

（1）C　（2）B　（3）D　（4）D

（四）X 型题

1. ABCE　2. ABCE　3. ABCD

[简答题]

1. 妇产科大出血经动脉栓塞治疗的操作步骤　造影了解出血部位；子宫动脉造影表现；栓塞止血；再次造影观察栓塞的效果；栓塞成功后拔管，穿刺部位加压包扎。

2. 子宫肌瘤介入栓塞治疗的禁忌证。

（1）妊娠期子宫肌瘤。

（2）合并泌尿生殖系统感染。

（3）有肌瘤恶变可能或者高度怀疑子宫肉瘤者。

（4）已知或可疑的妇科恶性肿瘤并存。

（5）介入栓塞治疗的一般禁忌证，如造影剂过敏、穿刺点皮肤感染、肾功能不全或机体严重的免疫抑制。

（6）带蒂的浆膜下肌瘤。

（7）经 CT 血管成像提示病灶主要由双侧卵巢动脉供血的子宫肌瘤患者。

（8）绝经后妇女患子宫肌瘤。

[论述题]

1. 子宫动脉栓塞的机制　子宫动脉的栓塞可以阻断子宫肌瘤的血供,使肌瘤去血管化,并因缺血缺氧促使平滑肌细胞变性坏死。肌瘤细胞对缺血缺氧的耐受性较低,栓塞剂由于虹吸现象主要被吸附到肌瘤内形成长期栓塞,从而使肌瘤内部缺血坏死,继而出现纤维化收缩,体积缩小。

2. 妇产科大出血的动脉栓塞的优点　可保留子宫,成为替代子宫切除术治疗难治性大出血的一种有效方法,易被育龄妇女所接受。对于植入性胎盘和胎盘剥离不全引起的产后大出血行子宫动脉栓塞术,不但可以很快止血,而且植入或残留的胎盘因缺血坏死可以经阴道自然娩出,避免了子宫切除术或进一步清宫术,保留了子宫的完整性。

（潘小平）

第十一章　在骨骼和肌肉系统疾病中的应用

【学习目标】

1. 掌握　腰椎间盘突出症介入治疗的适应证。
2. 熟悉　椎体成形术的适应证。
3. 了解　腰椎间盘突出症介入治疗的技术操作步骤。

【重点与难点】

（一）经皮腰椎间盘摘除术

1. 适应证

（1）临床症状明显,包括持续性腰腿痛、跛行等。

（2）脊神经受压体征阳性或感觉异常,如直腿抬高试验阳性等;下肢特定皮肤区域的感觉异常和下肢运动障碍。

（3）经 CT 或 MRI 等影像学确诊为包容性或单纯性椎间盘突出,并且影像学表现与临床症状体征相一致。

（4）经保守治疗 8 周以上效果不佳者。

2. 定位及穿刺方法

（1）腰椎间盘穿刺参数的测量:理想的穿刺通道应该是经上关节突,脊神经根和椎间盘后缘后构成的"安全工作三角区"进入椎间盘。

（2）经皮腰椎间盘摘除术中穿刺针的正确定位:一般在侧位透视下穿刺,当穿刺针抵达椎间隙中心时,正位透视也应提示穿刺针进入椎间隙之中心,为正确的穿刺通道。

3. 并发症及处理原则　椎间盘感染是经皮腰椎间盘穿刺常见并发症。其常见的原因:

（1）穿刺器械消毒不彻底,或者手术无菌操作不严格。

（2）穿刺点和穿刺途径选择不当,以致损伤肠道而污染穿刺针后进入椎间盘。

（3）机体内部存在感染灶。

（4）术后椎间隙血液及渗液不易引出和吸收,发生局部炎症。

对术后椎间盘感染的治疗应积极。其主要措施有患者绝对卧床休息;全身应用大剂量抗生素至少持续 6 周;视情况再次经皮腰椎间盘抽出炎症组织而减压,可明显地缩短病程。

（二）经皮椎体成形术操作步骤

患者术前 1d 口服镇静剂,术前 1h 口服镇痛剂。局部麻醉,在正位透视下,准确穿刺至满意位置。在透视监视下注射处于"牙膏期"的骨水泥。当骨水泥达到椎体后缘或椎体旁静脉显影时,应立即停止注射。注射完毕后将穿刺针退至骨皮质,插入针芯,旋转穿刺针,在骨水泥硬化前拔出。一般认为,骨水泥应填充 50% 以上椎体。

【习题】

[名词解释]

1. 经皮腰椎间盘摘除术
2. 经皮椎体成形术
3. 骨水泥

[填空题]

1. 腰椎间盘突出症的介入治疗方式包括_____、_____和_____。
2. 椎间盘摘除器按其切割方式可分为_____和_____。
3. 钳夹式椎间盘摘除器主要组成有_____、_____、_____和_____。
4. 经皮椎体成形术中的骨水泥类型有_____、_____、_____和_____。

[选择题]

（一）A1 型题

1. 经皮椎间盘摘除术的主要作用机制
   　A. 加固　　　　B. 成形　　　　C. 减压　　　　D. 支撑　　　　E. 塑形
2. 经皮椎间盘摘除术摘除的成分为
   　A. 纤维环　　　　　　　　B. 透明软骨终板　　　　　　C. 髓核
   　D. 钙化组织　　　　　　　E. 游离的骨组织
3. 对于经皮椎间盘摘除术引起的椎间盘感染的治疗中,全身应用大剂量抗生素至少持续时间为
   　A. 4 周　　　　B. 6 周　　　　C. 8 周　　　　D. 10 周　　　　E. 12 周
4. 一般认为,经皮椎体成形术中骨水泥应填充椎体体积应大于
   　A. 30%　　　　B. 40%　　　　C. 50%　　　　D. 55%　　　　E. 70%

（二）A2 型题

1. 患者,女,46 岁,因腰椎间盘突出行经皮腰椎间盘摘除术。术后 3d,患者出现穿刺区域肿胀疼痛,翻身因疼痛难忍而极为困难,并伴有发热。首先应考虑患者出现
   　A. 穿刺中的神经损伤　　　　B. 血管损伤导致血肿　　　　C. 异物滞留体内
   　D. 椎间盘感染　　　　　　　E. 脏器损伤
2. 患者,女,66 岁,因突然摔倒导致椎体压缩性骨折。考虑可予该患者实施治疗措施有
   　A. 经皮腰椎间盘摘除术　　　　　　　　B. 经皮椎体成形术
   　C. 经皮穿刺椎间盘臭氧消融术　　　　　D. 经皮穿刺神经根阻滞
   　E. 经皮穿刺椎间盘激光消融术

（三）A4 型题

腰椎间盘突出症患者行经皮腰椎间盘摘除术时。

（1）术中患者采取的体位是
　　A. 左侧卧位　　　　　　　B. 右侧卧位　　　　　　　C. 俯卧位

  D. 仰卧位　　　　　　　　　　E. 膝胸

（2）穿刺过程中若患者感觉明显剧烈的腰部"触电感"，术者则应

  A. 经穿刺通道注入利多卡因　　　　　B. 快速进针

  C. 立即退出穿刺针，重新选择路径　　D. 旋转穿刺针头

  E. 固定穿刺针头，行压迫止血

（四）X 型题

1. 钳夹式椎间盘摘除器包括

  A. 定位针　　　　　　　B. 系列扩张套管　　　　　C. 环锯

  D. 髓核钳　　　　　　　E. 导丝

2. 经皮腰椎间盘过程中穿刺针要穿过的结构包括

  A. 纤维环　　B. 脂肪　　C. 肌肉　　D. 椎弓根　　E. 关节突

3. 经皮椎体成形术过程中，骨水泥渗漏产生的急性临床症状主要分类有

  A. 神经根痛　　　　　　B. 脊髓受压　　　　　　C. 椎旁静脉受压

  D. 椎间孔受压　　　　　E. 交感神经节损伤

[简答题]

1. 简述经皮腰椎间盘摘除术的并发症。

2. 简述经皮椎体成形术的操作程序。

[论述题]

试述经皮椎体成形术所用骨水泥的类型及各自特点。

【习题参考答案】

[名词解释]

1. 经皮腰椎间盘摘除术是通过摘除椎间盘中央的未突出的髓核组织，使压迫脊神经根的髓核组"回纳"，从而达到缓解和消除症状的目的。

2. 经皮椎体成形术是在影像装置监视下，经皮穿刺向骨内注射骨水泥，治疗脊柱溶骨性破坏及钙缺失病变的一种技术。

3. 骨水泥是经皮椎体成形术过程中，注入椎体的有助于椎体成形的材料，常用材料包括注射型聚甲基丙烯酸甲酯、复合骨水泥如玻璃陶瓷强化复合骨水泥，以及可生物降解的骨水泥如天然珊瑚骨替代物和磷酸钙骨水泥。

[填空题]

1. 经皮腰椎间盘摘除术　经皮髓核溶解术　经皮椎间盘激光消融术

2. 钳夹式　切割抽吸式

3. 穿刺定位针　系列扩张套管　环锯　髓核钳

4. 注射型聚甲基丙烯酸甲酯　玻璃陶器强化复合骨水泥　天然珊瑚骨替代物　磷酸钙骨水泥

[选择题]

（一）A1 型题

1. C　　2. C　　3. B　　4. C

（二）A2 型题

1. D　　2. B

（三）A4 型题

（1）C　　　（2）C

（四）X 型题

1. ABCD　　　2. ABC　　　3. AB

[简答题]

1. 经皮腰椎间盘摘除术的并发症。

（1）血管损伤出血,大血管损伤和大出血罕见。

（2）神经损伤,概率很低。

（3）穿入后腹膜及腹腔引起脏器损伤,后位结肠是最可能的损伤器官。

（4）椎间盘感染是经皮腰椎间盘摘除术的严重并发症之一。

2. 经皮椎体成形术的操作程序。

（1）责任椎体的选择。

（2）根据病变部位选择穿刺途径。

（3）正侧位透视监视下确定穿刺针到位后,注射"牙膏期"骨水泥,骨水泥应填充 50% 以上椎体。

（4）注射完毕后将穿刺针退至骨皮质,插入针芯,旋转穿刺针,在骨水泥硬化前拔出。

[论述题]

经皮椎体成形术所用骨水泥的类型有注射型聚甲基丙烯酸甲酯、复合骨水泥如玻璃陶瓷强化复合骨水泥以及可生物降解的骨水泥如天然珊瑚骨替代物和磷酸钙骨水泥等。

（1）聚甲基丙烯酸甲酯具有黏稠度低,容易灌注,能快速提供需要的椎体强度和刚度,价格较便宜等优点,现在仍是目前临床上椎体成形术较常用的材料。但其有如下局限性:

1）黏滞性较低。

2）放热反应。

3）缺乏骨传导性和生物活性,无法生物降解,后期可出现骨水泥与骨质界面的松动。

4）注射后的椎体与临近椎体的力学强度差异大,易导致临近椎体的骨折。

5）有毒单体的释放和碎屑的作用使细胞的生长、DNA 的合成和糖代谢受到抑制而具有细胞毒性,其单体毒性可引起患者血压骤降,从而引起患者猝死的可能。

（2）复合骨水泥有更合适的黏稠度、X 线的不透射性,硬化快、产热低,具有更好的力学性能、生物活性及骨诱导性等优点。

（3）磷酸钙类骨水泥具有任意塑形、自行固化、生物相容、逐步降解等特性,较聚甲基丙烯酸甲酯有更好的生物相容性、骨传导性和黏滞度。

（潘小平）

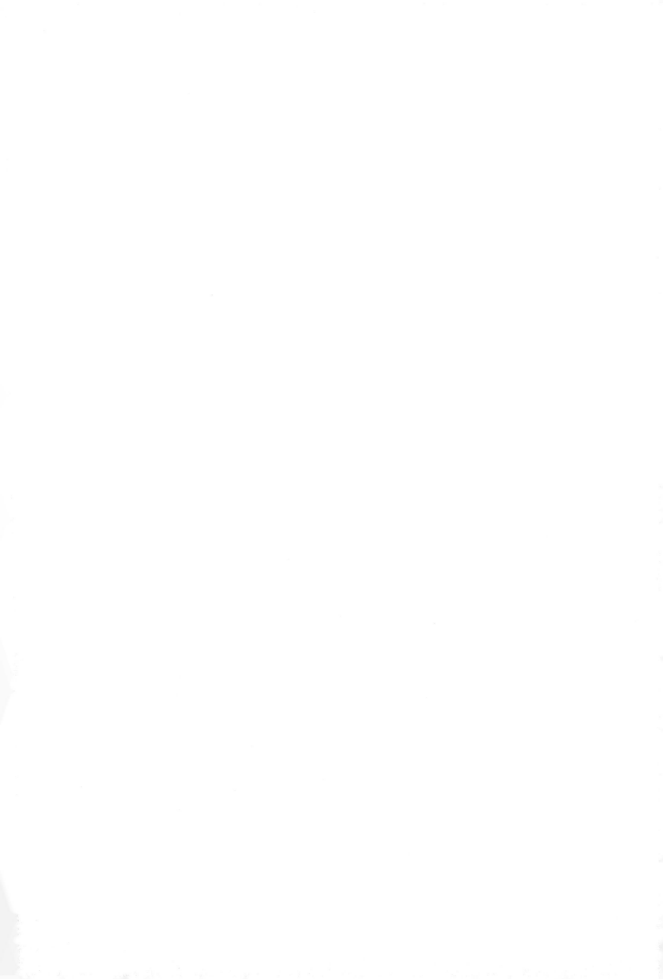